消化管内視鏡診断テキスト Ⅱ

小腸・大腸

第4版

[監修] 小池和彦
[編集] 藤城光弘

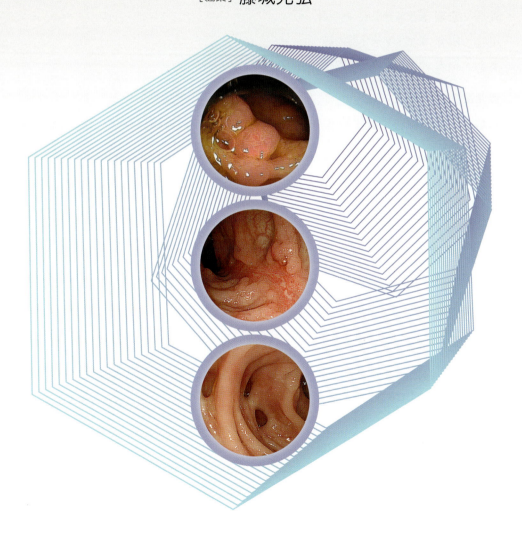

文光堂

消化管内視鏡診断テキストⅡ　執筆者一覧

[第4版]

■監修
小池　和彦　東京大学消化器内科 教授

■編集
藤城　光弘　東京大学消化器内科（光学医療診療部）准教授

■執筆（執筆順）
山田　篤生　東京大学消化器内科
吉田俊太郎　東京大学消化器内科（光学医療診療部）
渡部　宏嗣　若宮渡部医院　副院長
辻　陽介　東京大学消化器内科
木下　裕人　東京大学消化器内科

■執筆協力
東京大学消化器内科消化管グループ（山道信毅，小野敏嗣，早河　翼，新美惠子，小林由佳，皆月ちひろ，成田明子，屋嘉比聖一，坂口賀基，高橋　悠，神宝隆行，新倉量太，齋藤　格，片岡陽佑，中田史子，竹内千尋，松本裕太，柿本　光，権頭健太，大木大輔，青木智則，水谷浩哉，石橋　嶺，小西　満，深川一史，田村直樹，三浦裕子，畑　昌宏，坪井真代，山下　綾）

[第1版]

■編集
竹本忠良　山口大学 教授
長廻　紘　東京女子医科大学 講師

■執筆
長廻　紘　東京女子医科大学 講師

[第2版]

■編集・執筆
竹本忠良　東京女子医科大学成人医学センター 顧問
長廻　紘　群馬県立がんセンター 院長・東京女子医科大学 教授

[第3版]

■編集
長廻　紘　東京女子医科大学 教授

■執筆（執筆順）
河南智晴　神戸市立中央市民病院消化器病センター内科 医長
田中信治　広島大学教授・内視鏡診療科 科長

■執筆協力
岡　志郎　広島大学内視鏡診療科

第4版の序

ここに『消化管内視鏡診断テキストⅡ(小腸・大腸)』第4版をお届けする.

2016年6月21日,文光堂の浅井麻紀氏から一通のEメールをいただいた.2008年に発行された『消化管内視鏡診断テキストⅠ』第3版が,10年近く改訂されておらず,さらに下部消化管を扱った『消化管内視鏡診断テキストⅡ』第3版は10年以上改訂されていないので,その編集を小生にお願いしたいという内容であった.文光堂にお世話になって『ピロリ菌陰性時代の上部消化管内視鏡』という本を作成した際の編集会議で,消化管内視鏡分野のバイブルであった本書の第1版を手に,日立総合病院の研修医として消化管内視鏡の勉強を行っていたことを懐かしく浅井氏にお話したのがご縁である.

もっとも,本書の編集はこれまで,小生の大先輩にあたる竹本忠良先生,長廻 紘先生がなされてきたものである.小生のような若輩者が関わらせていただいて良いものなのかと,即答できなかった.長廻先生のご意向をお伺いいただくようお願いしたところ,第4版の編集者については文光堂に一任(小生で可),さらに,Ⅰ(食道・胃・十二指腸)の巻末に「内視鏡への道」についての文章もご寄稿いただけるとのこと.長廻先生の寛大さに改めて敬服するとともに,もうお受けするしかないと覚悟を決めた.

第3版の上部は主に光永 篤先生を中心とする東京女子医大グループ,下部の小腸は河南智晴先生(現・大津赤十字病院),大腸は田中信治先生(広島大)が執筆されていた.さて,第4版はどの先生に執筆を依頼すべきか.第1版~第3版までのテキストを手に思い悩む日々が過ぎて行った.が,東大の内視鏡室に隣接する部長室に籠りながら,小生が光学医療診療部長を拝命した時に,旧ナンバー内科の枠を超えて,東大の消化管グループとしてやっていこうと決心したことを思い出した.東大の総力を挙げて先輩の意思を引き継ぐ第4版を作成することが,大先輩の恩に報いることではないかと考えるに至り,小池和彦先生に監修を,東大関連の先生方に執筆をお願いすることとした.

実際に作業を開始してからも,さまざまな困難に直面した.特に,東大病院では,近年,上部消化管内視鏡を年間約12,000件,下部消化管内視鏡を年間約6,000件行っているにも関わらず,どうしてどうして,本書にふさわしい良質な内視鏡画像がなかなか見つからない.一部の希少疾患などは関連施設の先生方の協力を仰いだ.執筆活動を通じ,内視鏡診療を見直す良い機会を与えていただいたと感謝している.これも大先輩たちからの叱咤激励であったのであろう.

ぜひ,多くの方々に本書を手に取っていただきたい.内視鏡診断に熟練しておられる先生方からは,忌憚ないご意見をいただければ大変有り難く,まだ内視鏡診断に不安があるまたはこれから内視鏡を握ろうと考えられている先生方には,日々の内視鏡診療にお役立ていただければ幸いである.

2018年4月

東京大学消化器内科(光学医療診療部)
藤城光弘

第3版の序

　1984年に上梓されて以来，本テキストは初学者を中心に広く歓迎されて今日に至っています．簡にして要であるのに，内容が充実していることが要因と思います．
　日本における近代内視鏡はX線と切磋琢磨しながら進化してきましたが，最近では内視鏡の独立独行の傾向が強まってきました．そのことは取りも直さず，消化管の世界では内視鏡の責任は益々重いものがあります．そういう時にあたって，内視鏡のスタート台に立っている若い方々に，装いを新たにした本書を送り出せることを本当に嬉しく思います．
　編者がコロノスコピーを始めた1960年代末から70年代初頭にかけては，大腸疾患は種類において少なく，頻度においても低く，閑古鳥が鳴くというか，来る日も来る日も正常大腸粘膜と糞便の観察に明け暮れた，というのはあながち誇張とは言えません．振り返って黄金時代と自嘲したくなります．コロノスコープを開発し，挿入法を工夫して一応の診断器材とすることができた，能事おわるで，しばらく病理教室でゆっくり行く末を考えているうちに，大腸疾患は徐々にそして急速に増えて，コロノスコピーは真の黄金時代に突入しました．80年代の表面型大腸腫瘍の診断と研究を中心にして，日本の大腸内視鏡は欧米の弟子から世界のリーダーへと脱皮していきました．また，消化管の世界では，大腸は胃の子分のような格好で後塵を拝してきたのですが，診断学上きわめて興味ある種々の疾患，とくに表面型腫瘍の発見を契機として，大腸は胃と並ぶ，あるいは食道・胃・大腸並立の時代となりました．それを象徴的にあらわすのが，雑誌「胃と腸」の表紙が創刊以来胃が腸の倍のサイズの活字で「胃と腸」とあったのが，同サイズの「胃と腸」になったことです．さらに内視鏡診断上においておまけのような位置にあった小腸も，本書にみるように内視鏡の堂々たる一角を占めるようになりました．
　このシリーズの誕生から現在までの20年は，単に世紀が変わったにとどまらず，内外ともに大きな変動に見舞われました．ソ連邦の崩壊，同時多発テロなど，既存の価値観を脅かす事態が踵を接して生起し，地球環境の悪化とあいまって得体の知れない時代に生きている感を深くします．内視鏡とそれを取り巻く医学・診断学界も，世界の変動と直接の関係はないものの，激変しました．大はDNA革命から，小は内視鏡のパートナー兼ライバルがX線からいわゆる画像(US，CT，MR，PETなど)に変わり，内視鏡そのものも，単に病変を発見し診断する内視鏡から，治療およびその後をも見据えた内視鏡へと大きく変貌しました．
　初版は上部，下部，ERCP，腹腔鏡の4分冊でしたが，前記のような変化によって，第2版で腹腔鏡が，そしてこの第3版でERCPが外れ，名実ともに「消化管内視鏡テキスト」になりました．
　腸は前述のごとく，その地平を大いに広げましたが，本書はいたずらに頁数を増やすことなく，簡にして要を得るという方針を堅持し，写真を一新し，新進気鋭の執筆による全く新しい姿で世に出ることができました．学問に王道はありませんが，内視鏡には進歩の常道があります．よい指導者につき，よいテキストに依る．
　本書は初版以来，文光堂の竹田　興氏，そして今回は新たに日野水邦之氏の多大なる尽力によって成ったことを記して感謝します．

2005年10月

長廻　紘

第2版の序

　大腸内視鏡の世界は本書の初版が出た1984年頃とは大きく異なったものになっている．電子コロノスコープの登場とそのたえまない改良，表面型大腸腫瘍の発見とそれに対する理解の深まりなどがその大きな原因である．電子スコープは消化器内視鏡全体に大きなインパクトを与えたが，とくに大腸においては革命的ですらあった．ファイバースコープ (FS)，初期の電子スコープによる写真は今や色褪せたものにみえ，使うのに抵抗がある．遠からず100万画素の内視鏡の登場も真実味を帯びた噂になっている．内視鏡界もハイビジョンの時代突入である．表面型腫瘍も初版ではほんのわずか，しかもⅡaについて触れられているにすぎない．改版では20頁も費やしてもなお足りないと感じる程である．

　大腸の内視鏡診断は炎症・腫瘍を問わず，正常の血管像をよく見かつ知ることから始まる．電子スコープになって，FSと最も差があるのは血管像が非常によくみえることである．それによってみている部分が正常が異常かは，たちどころにわかるし，小病変，平坦病変の見つけ出しも血管像との関係で容易である．これから表面型腫瘍，colitic cancer の診断には"血管像を基本においた診断学"が極めて重要なものとなる．

　今やみえすぎる，小さな病変が見つかりすぎる，という嬉しい悲鳴まできこえてくる．不要なものを見抜き，大事なものを見逃さないことがもとめられる．本書はアトラスでなくテキストである．珍奇な疾患はのせず，頻度の多い疾患を多くのせるよう努力した．消化管内視鏡診断テキストは，学生，若い医師の入門書として，高い評価をいただくことができた．そのような立場を維持しつつ，新しい時代に対応できるよう，内容を一新することは急務であった．消化管疾患の診断における内視鏡の役割が益々大きく，消化管の中で大腸疾患の重要性がより大きくなった．初学者の入門書として新しいテキストⅡは最善に近いものを送り出すことが出来たと，自負している．

　本書を準備するにあたり東京女子医大の同僚である佐藤秀一 (現JR東京総合病院)，井上雄志 (消化器外科) の両先生には，大変お世話になった．田辺　誠 (田辺医院)，田中三千雄 (富山医科薬科大)，藤盛孝博 (獨協医科大学)，三戸岡英樹 (神戸海星病院)，工藤進英 (秋田赤十字病院)，桜井幸弘 (関東逓信病院)，西俣嘉人 (南風病院)，玄　振海 (韓国高麗大学)，田渕正文 (中目黒消化器クリニック) の各先生には貴重な写真を快く提供していただいた．また文光堂の竹田　興氏には，初版のときと同様，徹夜もいとわず共同作業をしていただいた．記して感謝する．

　1998年4月

長廻　紘

第1版の序

　内視鏡検査は部位を問わず，実際にみている時いかに集中してみるかですべてが決まる．撮影した写真をあとでみなおして診断を修正するといった検査法ではない．観察時にみえなかったものは永久にみえないし，いかに努力してとったにしろ撮影された写真より観察時の肉眼像がよい．したがって内視鏡検査において写真撮影は二義的な意味しかもたない．極論すれば写真をとる余裕があればその時間を観察にまわすべきである．

　日本の消化管内視鏡は胃カメラ時代というものがあり，その伝統が根強く息づいているために，上記の自明のことが必ずしも自明とされていないきらいがある．胃カメラは，挿入・写真撮影が全くブラインドでなされたので，写真の読みに全力を集中せざるを得なかった．胃鏡とファイバースコープの間のブランクを埋める歴史的役割は非常に大きかったことはいうまでもない．

　ファイバースコープ検査で観察の重要性を述べたが，もちろん最初からみたものを正しく判断できるわけではない．本シリーズの意図するところの第一は初学者に，短時間で能率よく内視鏡の真髄に迫ってもらうことにある．X線やマクロ像の助けなく，内視鏡だけで診断しうる写真を厳選した．目的の第二として，種類の多い腸疾患に対して，オリエンテーションをつけ，専門家の知識の整理に役立つことをも意図した．

　本書は導入部として正常粘膜像とそのバリエーションに，類書に例をみないほど力をそそいだ．いかなる分野においても正常をよく理解することが，結局病的所見を的確に判断する最も近道であるからである．

　疾患各論では小腸，大腸の区別にこだわることなく，疾患別に記述するようにした．その意味から病変が腸管全域にわたるCrohn病を冒頭に配し，腸管をくまなく検索することの重要性に注意をうながし，ついでUCをはじめとする重要疾患の考えうるかぎりの写真を探し出してのせた．炎症編の末に潰瘍，瘢痕，ポリポージスなど普遍的にみられる所見の各疾患における特徴を比べ，炎症性疾患を全体として統一的に理解し，かつ個々の特徴も把握できるように配慮した．

　腫瘍は内視鏡で観察さえすれば一目瞭然である．代表的な症例を網羅するとともに腺腫，癌の境界である早期癌，とくにあまり隆起の目立たないflat tumorの診断に力を入れた．

　本書は比較的小さい本であるが，文光堂の御厚意で写真をそれこそふんだんに用い腸疾患の内視鏡アトラスとしては完璧に近いものを作ることができたと自負している．ここ2年ばかり消化器病センターで経験した主要症例を本書に用いた．日常の内視鏡検査の結果がこうした形で生きてくることを思うと，消化器病センターという大きな施設で働くことのできる幸を痛感する．

　　1984年5月10日

編　　者

Contents

I 下部消化管の解剖

1. 小腸の解剖 —— 2

2. 大腸の解剖 —— 3
 a．肛門管 …… 3
 b．直　腸 …… 3
 c．S状結腸 …… 3
 d．下行結腸 …… 3
 e．横行結腸 …… 3
 f．上行結腸 …… 3
 g．盲　腸 …… 4
 h．回盲弁 …… 4

II 小腸

1. 小腸の内視鏡検査 —— 6

2. 小腸の正常像 —— 11

3. 疾患からみた内視鏡所見 —— 13
 1）小腸腫瘍性疾患 …… 13
  ①小腸癌 …… 13
  ②悪性リンパ腫 …… 14
  ③転移性小腸腫瘍 …… 16
  ④Cronkheit-Canada症候群 …… 17
  ⑤Peutz-Jeghers症候群 …… 18
  ⑥家族性大腸腺腫症（FAP）の小腸腺腫 …… 19
  ⑦GIST（gastrointestinal stromal tumor） …… 20
  ⑧脂肪腫 …… 21
  ⑨神経内分泌腫瘍（カルチノイド） …… 22
 2）小腸炎症性疾患 …… 23
  ①クローン病 …… 23
  ②単純性潰瘍 …… 25
  ③NSAIDs起因性腸炎 …… 26
  ④サイトメガロウイルス腸炎（CMV腸炎） …… 27
  ⑤アミロイドーシス …… 28
  ⑥虚血性小腸炎 …… 29
 3）小腸血管性疾患 …… 30
  ①血管拡張症 …… 30
  ②静脈瘤 …… 31
  ③blue rubber bleb nevus syndrome …… 31
 4）その他の小腸疾患 …… 32
  ①移植片対宿主病（GVHD） …… 32
  ②メッケル憩室 …… 33
  ③蛋白漏出性小腸症 …… 34
  ④リンパ管腫 …… 35

Ⅲ 大腸

1. 大腸の内視鏡検査 —— 38
 a．大腸内視鏡検査の意義 …………… 38
 b．長所と短所，特徴（他検査との比較を
   含めて） …………………………… 40
 c．適応と禁忌 ………………………… 40
 d．偶発症と対策 ……………………… 41

2. 大腸の正常像 —— 43
 a．盲腸と虫垂 ………………………… 43
 b．回盲弁・終末回腸部 ……………… 44
 c．右結腸 ……………………………… 45
 d．左結腸・直腸 ……………………… 47
 e．腸管攣縮 …………………………… 49
 f．血管像 ……………………………… 50
 g．肛門部 ……………………………… 50
 h．吻合部・その他 …………………… 51

3. 疾患からみた内視鏡所見 —— 52
1）大腸腫瘍性疾患 ………………………… 52
①大腸腫瘍の分類 ………………………… 52
 a．組織学的分類 ……………………… 52
 b．形態的分類 ………………………… 52
②腺腫・大腸癌―表面構造所見・腫瘍形態を
 中心に― ………………………………… 53
 a．観察のポイント …………………… 54
 b．SM癌の内視鏡診断 ……………… 56
 c．進行癌 ……………………………… 64
③ポリープ ………………………………… 67
 a．腺腫 ………………………………… 68
 b．若年性ポリープ …………………… 70
④ポリポーシス …………………………… 71
 a．家族性大腸腺腫症（FAP） ………… 71
 b．若年性ポリポーシス ……………… 71
 c．Cronkhite-Canada症候群 ………… 72
 d．cap polyposis ……………………… 72
 e．Peutz-Jeghers症候群 ……………… 73
 f．serrated polyposis ………………… 74
 g．Cowden病 ………………………… 75
 h．炎症性ポリポーシス ……………… 75
 i．その他 ……………………………… 75
⑤粘膜下腫瘍 ……………………………… 76
 a．消化管間葉系腫瘍（GIMT） ……… 77
 b．脂肪腫 ……………………………… 79
 c．良性リンパ濾胞性ポリープ ……… 79
 d．リンパ管腫 ………………………… 79
 e．血管腫 ……………………………… 79
 f．腸管嚢胞状気腫症（PCI） ………… 79
 g．神経内分泌腫瘍，カルチノイド
  （NET G1，G2） …………………… 80
⑥悪性リンパ腫 …………………………… 82
 a．内視鏡所見 ………………………… 84
 b．組織分類 …………………………… 85
 c．続発性リンパ腫の内視鏡所見 …… 85
2）大腸炎症性疾患 ………………………… 86
①炎症性腸疾患 …………………………… 86
 a．炎症性腸疾患と大腸内視鏡検査 …… 86
 b．炎症性腸疾患にはどのようなものが
  あるか ……………………………… 87
 c．炎症の分類 ………………………… 87
②腸管の炎症における内視鏡所見 ……… 89
 a．内視鏡所見の重要性 ……………… 89
 b．生検の意義 ………………………… 89

- c. アフタ 90
- d. 縦走潰瘍の鑑別 90
- e. 輪状潰瘍の鑑別 90
- f. 大腸炎と瘢痕 91
- g. 炎症性ポリポーシス 91

③クローン病 93
- a. 概念 93
- b. 疫学 93
- c. 臨床症状 93
- d. 形態学的特徴 94
- e. 組織学的特徴 94
- f. クローン病の診断手順 94
- g. 小腸クローン病と大腸クローン病の差 97
- h. 潰瘍性大腸炎とクローン病の鑑別 97
- i. 非特異性多発性小腸潰瘍とクローン病の鑑別 97
- j. 臨床的な活動性の評価 98
- k. クローン病の内視鏡所見 99
- l. 上部消化管のクローン病変 106

④潰瘍性大腸炎 107
- a. 定義 107
- b. 診断手順 107
- c. 診断基準 107
- d. 病態(病型・病期・重症度)の分類 109
- e. 潰瘍性大腸炎の内視鏡所見 110
- f. 内視鏡所見に影響を与える要素 118
- g. 潰瘍性大腸炎とサイトメガロウイルス感染 118
- h. colitic cancer(大腸炎に合併する癌) 120
- i. dysplasia 125

⑤単純性潰瘍,Behçet潰瘍 126
- a. Behçet病の診断基準 126
- b. 単純性潰瘍,Behçet潰瘍の内視鏡所見 127

⑥虚血性大腸炎 129
- a. Marstonの分類 130
- b. 虚血性大腸炎の内視鏡所見 130
- c. 虚血性大腸炎の診断 130
- d. 特殊な虚血性大腸炎 132

⑦薬剤起因性大腸炎 135
- a. 急性出血性大腸炎(AHC) 136
- b. 偽膜性大腸炎(PMC) 136
- c. NSAIDs起因性腸炎 137
- d. MRSA腸炎 137
- e. 抗癌剤による腸炎 138
- f. その他の腸炎 139

⑧微生物による腸炎 140
- a. 細菌感染症(感染性腸炎) 141
- b. 寄生虫による腸炎 145
- c. ウイルスによる腸炎 148

⑨腸結核 149

⑩粘膜脱症候群 151

⑪その他の炎症性疾患 153
- a. 急性出血性直腸潰瘍(AHRU) 154
- b. 放射線障害による腸炎 155
- c. 好酸球性胃腸炎 157
- d. 腸間膜脂肪織炎 157
- e. graft-versus host disease(GVHD) 157
- f. collageneous colitis(膠原線維性腸炎) 157

3) その他の大腸疾患 158
①大腸憩室 158

a．大腸憩室 ……………………… 162
　　b．憩室反転 ……………………… 162
　②S状結腸軸捻転 …………………… 163
　③粘膜下血腫 ………………………… 164
　④直腸異物 …………………………… 165
　⑤大腸偽メラノーシス ……………… 166
　⑥子宮内膜症 ………………………… 167
　⑦Schönlein-Henoch紫斑病 ………… 168
　⑧肛門乳頭腫大（肛門ポリープ）…… 169
　⑨再発癌 ……………………………… 171

　⑩他臓器よりの浸潤癌 ……………… 172
　⑪痔核 ………………………………… 173

Ⅳ 知っておきたい基礎知識

　a．大腸ポリープ肉眼分類 ………… 176
　b．pit pattern分類 ………………… 177
　c．NBI分類 ………………………… 177

■ **索引** ──────── 181

●執筆分担
Ⅰ．下部消化管の解剖
　1．小腸の解剖 ………………… 山田篤生
　2．大腸の解剖 ………………… 吉田俊太郎
Ⅱ．小腸
　1．小腸の内視鏡検査 ………… 山田篤生
　2．小腸の正常像 ……………… 山田篤生
　3．疾患からみた内視鏡所見
　　1）小腸腫瘍性疾患 ………… 山田篤生
　　2）小腸炎症性疾患 ………… 渡部宏嗣
　　3）小腸血管性疾患 ………… 渡部宏嗣
　　4）その他の小腸疾患 ……… 渡部宏嗣
Ⅲ．大腸
　1．大腸の内視鏡検査 ………… 吉田俊太郎【1-a 辻　陽介・吉田俊太郎】
　2．大腸の正常像 ……………… 吉田俊太郎
　3．疾患からみた内視鏡所見
　　1）大腸腫瘍性疾患 ………… 辻　陽介【3-1)①辻　陽介・吉田俊太郎】
　　2）大腸炎症性疾患 ………… 吉田俊太郎【3-2)③，④木下裕人】
　　3）その他の大腸疾患 ……… 吉田俊太郎【3)①辻　陽介・吉田俊太郎】
Ⅳ．知っておきたい基礎知識 ……… 辻　陽介・吉田俊太郎

I 下部消化管の解剖

1. 小腸の解剖

- 小腸は胃と大腸との間に位置する全長約5〜6mに及ぶ消化管で，全消化管の長さの約75％，面積の約90％以上を占める(図1)．
- 小腸は口側から肛門側へ順に，十二指腸，空腸，回腸の三領域に分類されるが，臨床的には十二指腸は上部消化管として食道，胃と一括して扱われ，Treitz靱帯から肛門側の空腸，回腸を小腸として扱うのが一般的である．
- 空腸は小腸口側の約40％を占め，主に腹腔の左上方に位置する．
- 回腸は小腸肛門側の約60％を占め，主に腹腔の右下方に位置する．
- 小腸はその管腔を輪状に取り囲む幅，高さとも数mmの輪状ひだ(Kerckringひだ)を形成している．
- 空腸，回腸の境界は明瞭ではないが，臨床的には輪状ひだの状態で判断する．空腸では輪状ひだの丈が高く明瞭であるのに対して，回腸では輪状ひだの丈が低く不明瞭となり，下部回腸ではほとんど消失する(図2)．
- 小腸粘膜表面は，密在する絨毛上皮に被われている．

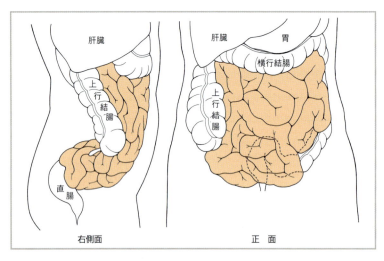

図1　小腸の解剖

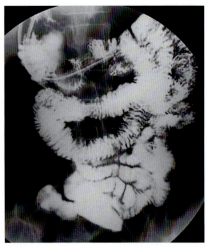

図2　小腸造影(充盈像)
小腸は輪状ひだを形成しており，空腸ではひだが明瞭で，回腸では次第に不明瞭になっている．

2. 大腸の解剖

- 内視鏡が入っていく順に，肛門から終末回腸までの構造は，次のようである．

a. 肛門管

- 会陰部の皮膚から直腸への移行部で，内視鏡ではピンクにみえる．
- 内痔核があれば赤紫～暗赤紫の軟らかい隆起として認められる．

b. 直　腸

- 大腸の最下端部ではほぼまっすぐな管状となる．上・中・下の3つの直腸横ひだ（それぞれ第3 Houston弁，第2 Houston弁，第1 Houston弁とも呼ばれる）がある．
- 中直腸横ひだ（第2 Houston弁）は腹膜翻転部の高さとほぼ一致するので，直腸の上部と下部の区別に有用である．
- 下部直腸（Rb），上部直腸（Ra），直腸S状部（Rs）の3つに分ける（図1）．
- 下部直腸では拡張した静脈がみられることが少なくない．直腸膨大部は大腸で最も幅の広い部分である．
- スコープ反転によって直腸・肛門の粘膜境界をよく観察でき，下部直腸の病変の見落としを防ぐことができる．

c. S状結腸

- 腸間膜を有する部分で，長さ・走行に個人差が大きい．
- 送気量によっても走行・長さ・半月ひだの様子が変わる．
- 半月ひだは伸びきってはっきり認められないこともある．

d. 下行結腸

- S状結腸下行結腸移行部（SD junction）では，いったん管腔がみえなくなる．急なカーブを越えると，半月ひだが同心円状に奥まで見通せるようになる．
- 後腹膜腔に固定されており，走行はまっすぐである．
- 下行結腸から半月ひだが明瞭になり，ここから深部へ進むに従って丈が高く，幅厚になり，上行結腸でピークに達する．

e. 横行結腸

- 両結腸曲の間で，S状結腸と同じく腸間膜を有し，腹腔内で伸縮自在である．
- 過伸展になると骨盤腔まで腸管が垂れ下がる．
- 半月ひだは3本のteniae（結腸ひも）を頂点とした特徴的な三角形である．
- 肝彎曲で肝臓が青緑色に透見される（肝斑）．

f. 上行結腸

- 後腹膜腔に固定されている．

I．下部消化管の解剖

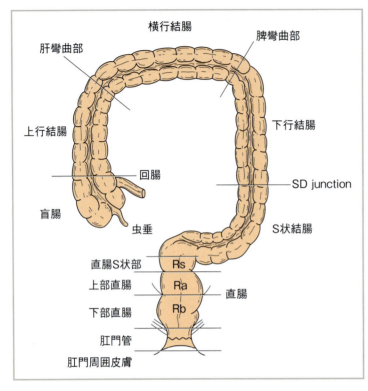

図1　大腸癌取扱い規約による大腸の解剖
直腸：下・中・上Houston弁を認める．
S状結腸：下行結腸移行部（SDJ）：画面右上にスリット状に開口する．挿入長30cm.
下行結腸：内腔は直線的でhaustraや半月ひだは著明ではない．
脾彎曲部：画面左上に屈曲し，ときにblue spotを認める．挿入長：40cm.
横行結腸：3本の結腸ひもと半月ひだにより三角形の内腔を呈する．
肝彎曲部：画面右に屈曲し，ほぼ全例にblue spotを認める．挿入長60cm.
盲腸：画面左にBauhin弁，遠位端に虫垂開口部を認める．挿入長70cm.

- 半月ひだは最も太く，全体として円形で攣縮が起こると管腔はすぐふさがれる．

g．盲　腸

- 径が長さより大きく囊状である．
- 上行結腸との境界部には回盲弁があり，盲端部に虫垂開口部が確認できる．

h．回盲弁

- 大腸と小腸の境界で，回腸末端が結腸側へ一部滑脱し，同部で大腸小腸粘膜が移行することが多い．
- 上行結腸側を上唇，盲腸側を下唇と呼ぶ．

II

小 腸

1. 小腸の内視鏡検査

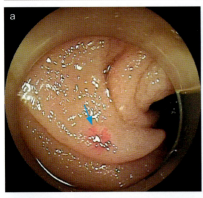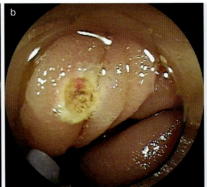

図1 血管拡張症に対する内視鏡的止血術（アルゴンプラズマ凝固法）
a：空腸に血管拡張症（→）を認める．
b：アルゴンプラズマ（APC）凝固止血後．

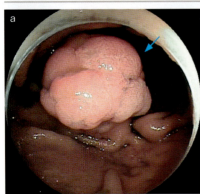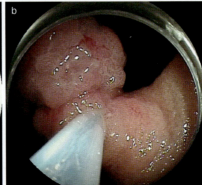

図2 早期小腸粘膜内癌に対する内視鏡的粘膜切除術（EMR）
a：空腸に大きさ20×15mm大の0-Ip型のポリープ（→）を認める．
b：ポリープに対し局所注射で挙上させた後スネアリングし切除．

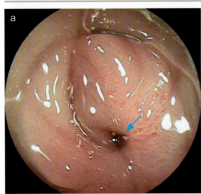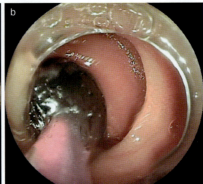

図3 カプセル内視鏡滞留を伴う回腸潰瘍狭窄に対するバルーン拡張術
a：回腸に潰瘍狭窄部を認める（→）．
b：回腸狭窄部をバルーンダイレーターにより拡張．

a. 小腸内視鏡検査の特徴

- 小腸内視鏡検査は現在バルーン内視鏡検査とカプセル内視鏡検査が主流である．バルーン内視鏡検査にはダブルバルーン内視鏡検査およびシングルバルーン内視鏡検査がある．
- カプセル内視鏡検査は低侵襲に小腸病変の存在や部位を診断することができるため，小腸疾患が疑われた場合に第一選択の検査である．
- バルーン内視鏡検査は，観察のみでなく，生検による組織診断や内視鏡的止血術（図1），ポリープ切除（図2），バルーン拡張術（図3）などの内視鏡治療も可能である．
- 小腸疾患の診断・治療において小腸内視鏡検査は中心的な役割を果たしている．

b. 小腸内視鏡検査の適応

- 小腸内視鏡検査の小腸への適応は，小腸疾患が疑われるか，確定しており，精査や内視鏡治療が必要な場合である．具体的な適応症例について以下に示す．

①上部・下部消化管内視鏡検査を施行しても出血源が同定できない消化管出血症例（obscure gastrointestinal bleeding；OGIB）．
②腹痛，嘔気・嘔吐，下痢，栄養障害などの消化管病変を疑わせる症状があり，小腸病変が疑われる症例．
③CTやPETなど他の検査で小腸疾患を疑う症例．
④小腸病変の評価または経過観察が必要なクローン病症例．

c. 小腸内視鏡検査の手順

- 消化管出血などの場合は上部・下部消化管内視鏡検査に引き続いて施行する．
- 状況に応じて，小腸内視鏡検査前にCTや血管造影検査などを先行させた方がよい場合もある．
- カプセル内視鏡検査は低侵襲に小腸病変の存在や部位を診断することができるため，小腸疾患が疑われた場合に第一選択の検査である．
- バルーン内視鏡検査の挿入ルート（経肛門的，経口的）については，カプセル内視鏡検査所見やCT所見で推定し，より近い挿入ルートを選択する．
- バルーン内視鏡検査前に病変部位の推定が困難で，活動性の消化管出血がなく全小腸の内視鏡観察が必要な場合は経肛門的な検査を先行させてから経口的な検査に移行する．一方，活動性の消化管出血がある場合はまず経口的な検査を先行させる．

Ⅱ．小腸

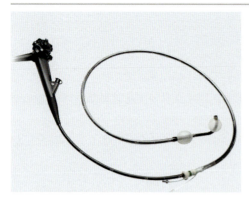

図4　ダブルバルーン小腸内視鏡とオーバーチューブ

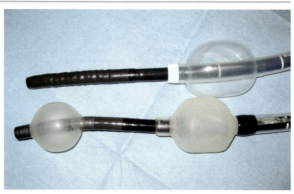

図5　シングルバルーン内視鏡(SBE)(上)とダブルバルーン内視鏡(DBE)(下)

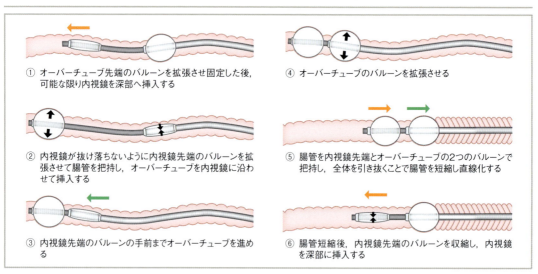

① オーバーチューブ先端のバルーンを拡張させ固定した後，可能な限り内視鏡を深部へ挿入する

② 内視鏡が抜け落ちないように内視鏡先端のバルーンを拡張させて腸管を把持し，オーバーチューブを内視鏡に沿わせて挿入する

③ 内視鏡先端のバルーンの手前までオーバーチューブを進める

④ オーバーチューブのバルーンを拡張させる

⑤ 腸管を内視鏡先端とオーバーチューブの2つのバルーンで把持し，全体を引き抜くことで腸管を短縮し直線化する

⑥ 腸管短縮後，内視鏡先端のバルーンを収縮し，内視鏡を深部に挿入する

図6　ダブルバルーン内視鏡の挿入方法
(消化器内視鏡編集委員会編：消化器内視鏡 24：972-977, 2012を参考に作成)

d．各種小腸内視鏡検査の種類と方法

1)ダブルバルーン内視鏡

- 有効長2,000mmの柔らかい電子スコープに，約1,450mmの柔らかいオーバーチューブを組み合わせた小腸内視鏡である(図4, 5).
- スコープ先端とオーバーチューブ先端の両方にバルーンが装着されており，スコープとチューブを交互に挿入し，両者のバルーンで短縮した腸管を把持し，引き戻すことによって長い小腸を短縮・直線化しながら深部へ挿入していく(図6).
- 被検者の苦痛が少なく深部までの挿入が可能で，経肛門，経口両方からの検査を施行することで全小腸の内視鏡検査が可能である．
- 生検や種々の内視鏡処置具により止血術，ポリープ切除術，狭窄拡張術などが可能である．

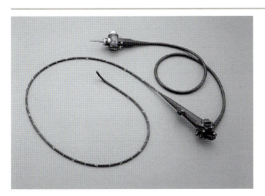

図7 シングルバルーン内視鏡

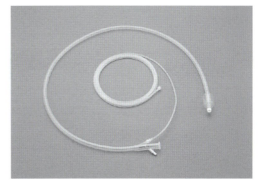

図8 ディスポーザブルスライディングチューブ

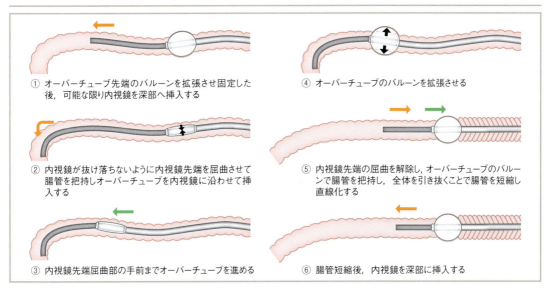

① オーバーチューブ先端のバルーンを拡張させ固定した後,可能な限り内視鏡を深部へ挿入する

④ オーバーチューブのバルーンを拡張させる

② 内視鏡が抜け落ちないように内視鏡先端を屈曲させて腸管を把持しオーバーチューブを内視鏡に沿わせて挿入する

⑤ 内視鏡先端の屈曲を解除し,オーバーチューブのバルーンで腸管を把持し,全体を引き抜くことで腸管を短縮し直線化する

③ 内視鏡先端屈曲部の手前までオーバーチューブを進める

⑥ 腸管短縮後,内視鏡を深部に挿入する

図9 シングルバルーン内視鏡の挿入方法
(消化器内視鏡編集委員会編:消化器内視鏡 24:972-977, 2012を参考に作成)

2) シングルバルーン内視鏡

- 有効長2,000mmの柔らかい電子スコープ(図7)に,約1,400mmの柔らかいスライディングチューブ(図8)を組み合わせた小腸内視鏡である.
- スライディングチューブ先端にバルーンが装着されているが,スコープ先端にはバルーンは装着しない.スコープとチューブを交互に挿入し,スコープのアングル操作とスライディングチューブのバルーンで短縮した腸管を把持し,引き戻すことによって長い小腸を短縮・直線化しながら深部へ挿入していく(図9).
- 被検者の苦痛が少なく深部までの挿入が可能で,経肛門,経口両方からの検査を施行することで全小腸の内視鏡検査が可能である.
- 生検や種々の内視鏡処置具により止血術,ポリープ切除術,狭窄拡張術などが可能である.

Ⅱ．小腸

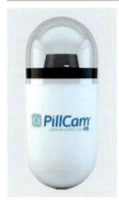

図10 カプセル内視鏡本体

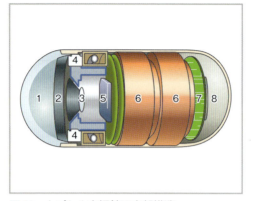

図11 カプセル内視鏡の内部構造
1.オプティカルドーム，2.レンズホルダー，3.レンズ，4.LED（発光ダイオード），5.CMOSイメージセンサー，6.バッテリ，7.送信機，8.ターンコイルアンテナ

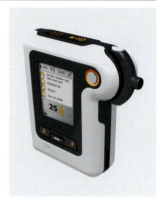

図12 データレコーダ

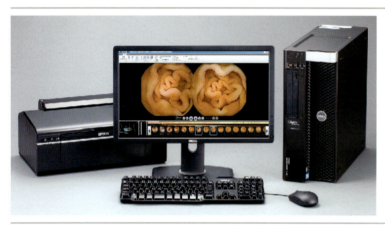

図13 ワークステーション

3）カプセル内視鏡（図10）
- 大きな内服薬程度の大きさのカプセル内にレンズ，CMOSイメージセンサー，LED（発光ダイオード），送信機，バッテリが内蔵されており（図11），被検者がこのカプセルを内服すると，消化管の蠕動運動によって運ばれる間に自動で連続撮影され，体表に装着したデータレコーダ（図12）に画像を送信し，これをワークステーションで画像を解析する（図13）．
- データレコーダを装着してカプセルを内服後，日常生活活動を行い検査終了後（約8時間後）にデータレコーダを回収する．外来での検査が可能である．
- カプセル本体は使い切りのディスポーザブルである．
- 被検者にほとんど苦痛はなく，全小腸の観察が可能である．
- 生検や処置は不可能である．
- 主な偶発症はカプセルが2週間以上たっても体外へ排泄されない滞留である．

2. 小腸の正常像

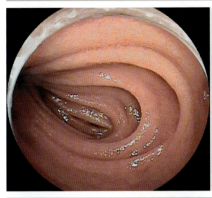
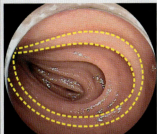

図1 正常内視鏡像（空腸）
ダブルバルーン内視鏡像（通常観察）．輪状ひだ（黄色破線）を形成しており空腸ではひだの丈が高い．

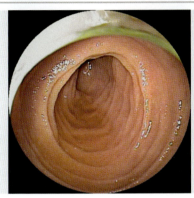
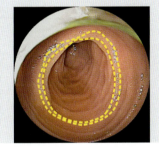

図2 正常内視鏡像（回腸）
ダブルバルーン内視鏡像（通常観察）．輪状ひだ（黄色破線）を形成しており回腸ではひだの丈が低い．

a. 通常観察

- 正常小腸粘膜は輪状ひだ，絨毛とリンパ濾胞の存在によって特徴づけられる．
- 輪状ひだはKerckringひだとも呼ばれ，十二指腸〜上部空腸で発達しており，肛門側へ近づくに従って次第に丈が低く間隔も粗となり，全周性でなくなって次第に目立たなくなり，下部回腸ではほとんど消失する（図1，2）．
- 小腸粘膜面には消化吸収のための絨毛が隙間なく密在し，腺管開口部は，通常観察し得ない（図3）．
- 人体最大の免疫臓器である小腸では，リンパ濾胞の発達も著明である．特に下部回腸で目立つ．リンパ濾胞は通常孤在性で，直径数mmまでの扁平〜半球状小隆起として散在しているのが観察される（図4）．若年者ではリンパ濾胞の発達が目立つ．
- リンパ濾胞が長径4〜5cm，短径2〜3cmの楕円形に集簇したものはパイエル板 Peyer's patchと呼ばれ，腸間膜付着部対側にみられる（図5）．下部回腸で発達している．縦走潰瘍と誤認しないよう注意が必要である．

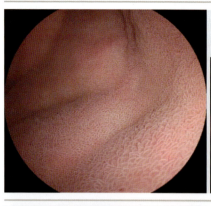
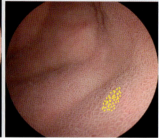

図3　絨毛

ダブルバルーン内視鏡像（浸水観察）．小腸粘膜は微細な絨毛（黄色破線）で覆われている．

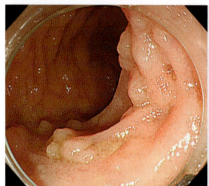
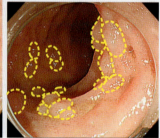

図4　リンパ濾胞

シングルバルーン内視鏡像（通常観察）．回腸末端にポリープ様の小隆起（黄色破線）が多発している．

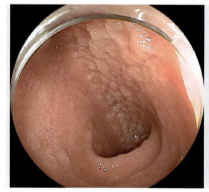
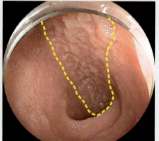

図5　パイエル板

ダブルバルーン内視鏡像（通常観察）．腸管の長軸に沿った顆粒（リンパ小節）が集合する長楕円形のわずかな隆起（黄色破線）として認められ，同部でKerckringひだは消失している．

①小腸癌

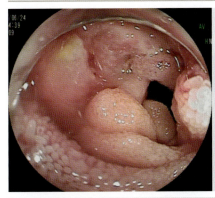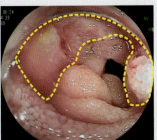

図1　小腸癌（輪状狭窄型）

ダブルバルーン内視鏡像（通常観察）．Treitz靭帯より約40cmの空腸に周堤隆起を伴う不整形な潰瘍性病変（黄色破線）を認める．自然出血を伴い全周性の狭窄を呈する．

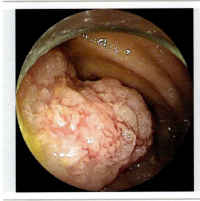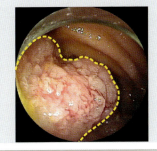

図2　小腸癌（隆起型）

ダブルバルーン内視鏡像（通常観察）．Treitz靭帯より約50cmに塊状の隆起性病変（黄色破線）を認める．

- 小腸にも他の消化管同様，腫瘍性，非腫瘍性の種々の新生物がみられる．
- 小腸にも大腸類似の腺腫や癌がみられる．
- 形態的にも大腸腫瘍に類似したポリープ状のものから扁平な側方発育型腫瘍 laterally spreading tumor（LST）様のものまでさまざまである．
- 早期のものは内視鏡治療が可能であるが，胃や大腸と比較して壁が薄いため，穿孔などの合併症に対する十分な注意が必要である．
- 発生部位は上部空腸および下部回腸に好発する．
- 特異的な症状なく腹痛，腹部膨満感，貧血，消化管出血により発症する．
- CTや小腸造影では早期発見は困難であったが，小腸内視鏡検査により早期癌が見つかるようになってきている．
- 易出血性なものが多く不整な腫瘤や潰瘍を形成し，狭窄を伴うことがある．
- 肉眼的には隆起型と潰瘍型に分類される．
    - 隆起型
    - 潰瘍型：非狭窄型，管外発育型，輪状狭窄型（最も多い）

②悪性リンパ腫

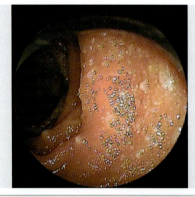
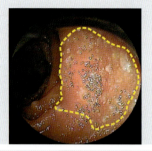

図1 follicular lymphoma

ダブルバルーン内視鏡像（通常観察）．空腸に多発する白色微細顆粒（黄色破線）を認める．

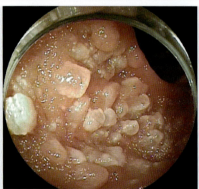
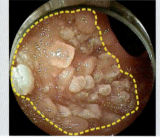

図2 follicular lymphoma

ダブルバルーン内視鏡像（通常観察）．空腸に多発する白色調の小顆粒隆起（黄色破線）を認める．

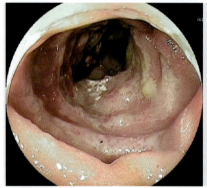
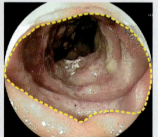

図3 DLBCL (diffuse large B-cell lymphoma)

ダブルバルーン内視鏡像（通常観察）．Treitz靱帯を越えてすぐに長さ10cm超にわたる全周性の易出血性の潰瘍病変（黄色破線）を認める．

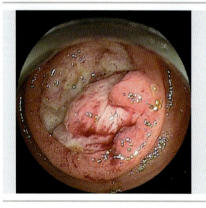
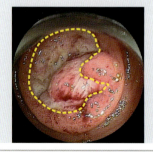

図4 DLBCL

ダブルバルーン内視鏡像（通常観察）．回腸末端から約30cmの回腸に全周性の強い狭窄を伴う潰瘍性病変（黄色破線）を認める．

②悪性リンパ腫

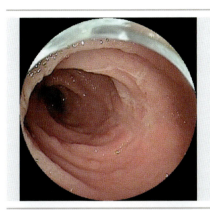
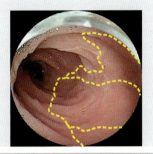

図5　MALT lymphoma　ダブルバルーン内視鏡像（通常観察）．広範囲にわたり無数の丈の低い隆起性病変（黄色破線）を示すMLP (multiple lymphomatous polyposis)型を呈している．

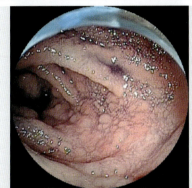
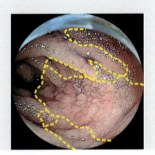

図6　MALT lymphoma　ダブルバルーン内視鏡像（インジゴカルミン散布後）．広範囲にわたり無数の丈の低い隆起性病変（黄色破線）を示すMLP (multiple lymphomatous polyposis)型を呈している．

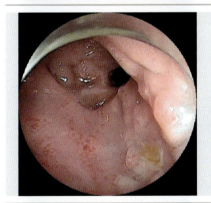
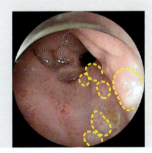

図7　T cell lymphoma　ダブルバルーン内視鏡像（通常観察）．空腸に全周性のひだ腫大を認め白色顆粒状で粗糙な粘膜（黄色破線）を認める．

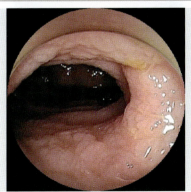
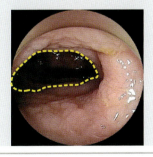

図8　T cell lymphoma　ダブルバルーン内視鏡像（通常観察）．空腸に全周性のひだ腫大を認め白色顆粒状で粗糙な粘膜（黄色破線）を認める．

- 消化管の悪性リンパ腫には，消化管原発（節外性）と全身性リンパ腫の一部分症（二次性，続発性）とがある．
- 大部分が非ホジキンリンパ腫で，ホジキンリンパ腫はきわめてまれである．
- 下部回腸に好発する．
- 肉眼的には，大きく限局型とびまん型に分類される．
  - 限局型：腫瘤型，潰瘍型
  - びまん型：狭窄型，脳回状型，MLP(multiple lymphomatous polyposis)型，腸炎類似型
- 癌に比べて軟らかいが，脆弱性，易出血性は乏しい．
- 全体に浮腫状で粘膜下腫瘍様にもみえ，表面に微細新生血管が観察されることも多い．
- 狭窄型では病変部分の観察が困難であり，生検組織でも病変部を確実に捉えられないことも多く，診断に難渋する場合がある．

3. 疾患からみた内視鏡所見／1)小腸腫瘍性疾患

③転移性小腸腫瘍

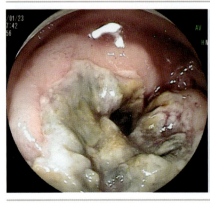
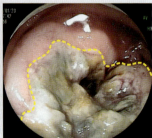

図1　肺癌小腸転移

ダブルバルーン内視鏡像（通常観察）．空腸に不整形な深い潰瘍性病変（黄色破線）を認める．

- 転移性小腸腫瘍の原発巣は肺癌が最も多く，悪性黒色腫，食道癌，腎癌，乳癌，大腸癌などが知られている．肺癌のなかでは大細胞癌が最も多い．
- 腸閉塞，消化管出血，穿孔，腸重積に伴う症状で見つかる．
- 空腸に多く肉眼的には中心に深い潰瘍を有する腫瘍が多い．

④ Cronkheit-Canada 症候群

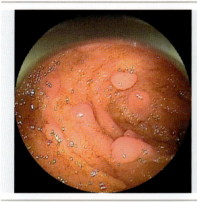
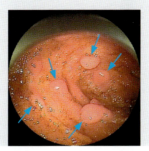

図1 Cronkheit-Canada 症候群

ダブルバルーン内視鏡像（通常観察）．発赤調で境界明瞭な無茎ポリープ（→）が多発している．

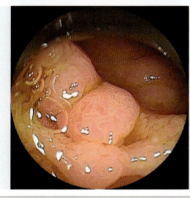
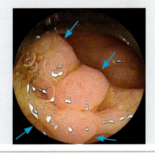

図2 Cronkheit-Canada 症候群

ダブルバルーン内視鏡像（通常観察）．発赤調で境界明瞭な無茎ポリープ（→）が多発している．

- 胃，小腸，大腸に多数のポリープを認める非遺伝性消化管ポリポーシスである．
- 消化管からの蛋白漏出に伴う低蛋白血症や味覚障害，脱毛，爪甲萎縮，皮膚色素沈着を伴う．
- 小腸病変は無茎または亜有茎でびまん性のポリポーシスを特徴とし，1つ1つのポリープは，イチゴ状の境界明瞭なポリープとして認められる．
- 病理組織所見は過誤腫と診断されることが多く，主に粘膜固有層に，腺の嚢状の拡張，粘膜の浮腫と炎症細胞浸潤を伴う炎症像がみられる．

⑤ Peutz-Jeghers症候群

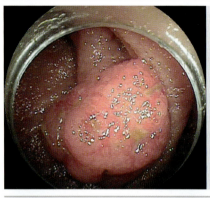
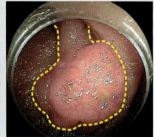

図1 Peutz-Jeghers症候群
ダブルバルーン内視鏡像(通常観察).発赤調で有茎性のポリープ(黄色破線)を認める.

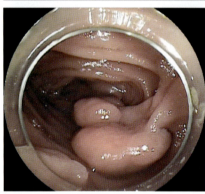
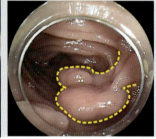

図2 Peutz-Jeghers症候群
ダブルバルーン内視鏡像(通常観察).正色調で有茎性のポリープ(黄色破線)が多発している.

- 消化管の過誤腫性ポリポーシスと粘膜皮膚色素沈着が特徴の常染色体優性遺伝性疾患である.
- *STK11*(*LKB1*)遺伝子の変異が原因として同定されている.
- 悪性腫瘍(大腸,胃,膵臓,乳腺,卵巣,子宮)のリスクが高い.
- 過誤腫性ポリポーシスは小腸(空腸＞回腸＞十二指腸)に好発し,大きくなると慢性出血に伴う貧血や腸閉塞および腸重積を起こす.

⑥家族性大腸腺腫症（FAP）の小腸腺腫

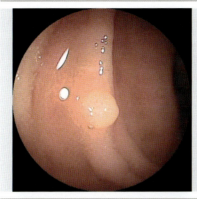
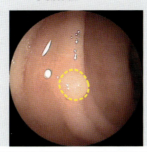

図1 家族性大腸腺腫症の小腸腺腫

ダブルバルーン内視鏡像（通常観察）．白色調で無茎性の小ポリープ（黄色破線）を認める．

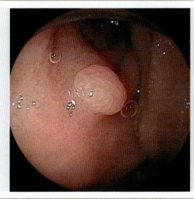
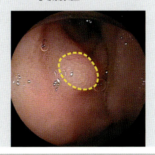

図2 家族性大腸腺腫症の小腸腺腫

ダブルバルーン内視鏡像（通常観察）．白色調で無茎性の小ポリープ（黄色破線）を認める．

- 前癌病変である大腸ポリープが数百から数千個生じ，そこから大腸癌が発生する．
- *APC*遺伝子の変異が原因として同定されている．
- 大腸以外に胃ポリープ，十二指腸腺腫性ポリープ，骨腫，歯牙異常（特に過剰歯牙や歯牙腫），網膜色素上皮の先天性肥大，軟部組織腫瘍（特に類表皮嚢胞や線維腫），デスモイド腫瘍を合併する．十二指腸癌，胃癌，甲状腺癌のリスクが高い．
- 小腸にもポリープが多発することがあるが悪性腫瘍のリスクは低い．

⑦ GIST(gastrointestinal stromal tumor)

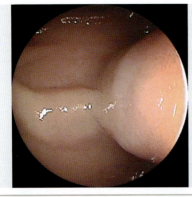
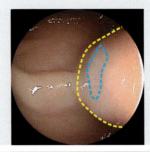

図1 GIST
ダブルバルーン内視鏡像(通常観察).正色調の粘膜下腫瘍(黄色破線)を認め,中央に陥凹(青色破線)を伴っている.

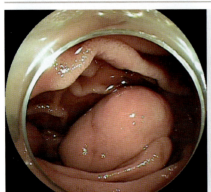
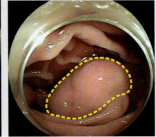

図2 GIST
ダブルバルーン内視鏡像(通常観察).正色調で管腔内発育型の粘膜下腫瘍(黄色破線)を認める.

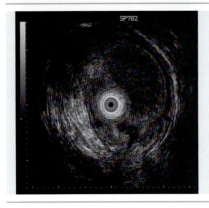
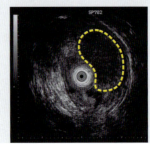

図3 GIST
図2と同一症例のEUS像.均一な低エコー腫瘤(黄色破線)として描出されている.

- 小腸の間葉系腫瘍のうちGISTが最も多い.
- *c-kit*遺伝子の変異が認められCD34または*c-kit*遺伝子産物(KIT)に陽性を示す.
- 正常粘膜で覆われた固い粘膜下腫瘍として認められ,びらんや潰瘍を伴うこともある.
- 占拠部位は空腸が回腸よりも多い.
- 管外発育型が多く内視鏡では診断できないことがある.
- 生検により噴出性の出血をすることがあり,術前生検による診断率も低いため,不要な生検は避ける.

3. 疾患からみた内視鏡所見／1) 小腸腫瘍性疾患

⑧ 脂肪腫

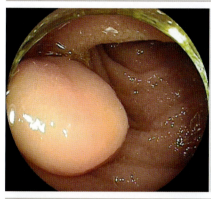
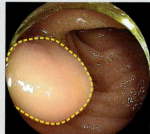

図1　脂肪腫

ダブルバルーン内視鏡像．淡黄色の柔らかい粘膜下腫瘍（黄色破線）として認める．

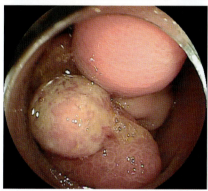
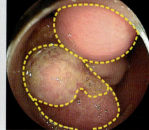

図2　脂肪腫

ダブルバルーン内視鏡像．淡黄色の柔らかい粘膜下腫瘍（黄色破線）であり一部潰瘍を伴っている．

- 腹痛や腸重積および消化管出血の症状で見つかる．
- 淡黄色の柔らかい粘膜下腫瘍でありcushion sign（生検鉗子でさわると変形する）やnaked fat sign（生検すると脂肪組織が露出する）を認める．

⑨神経内分泌腫瘍（カルチノイド）

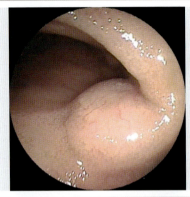
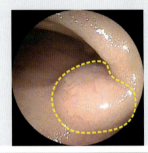

図1 神経内分泌腫瘍（カルチノイド）
ダブルバルーン内視鏡像．黄白色調の平坦隆起による粘膜下腫瘍（黄色破線）を認め，表面の粘膜血管の拡張を伴う．

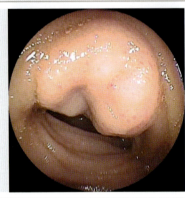
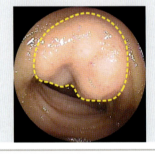

図2 神経内分泌腫瘍（カルチノイド）
ダブルバルーン内視鏡像．中央に陥凹を伴う白色調の粘膜下腫瘍様の隆起（黄色破線）を認める．

- 緩徐に発育する腫瘍でびまん性神経内分泌系の細胞に発生する．
- 間欠的な腹痛発作や嘔気，下痢，消化管出血の症状で見つかる．セロトニンなどの腫瘍産生物質が皮膚紅潮，下痢，喘息発作などの症状を引き起こすことがある．
- 粘膜下層に発育するため粘膜下腫瘍として認められ，増大すると粘膜表面に不整な潰瘍を形成する．

3. 疾患からみた内視鏡所見／2)小腸炎症性疾患

①クローン病

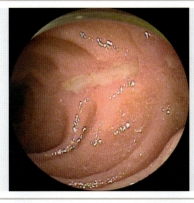
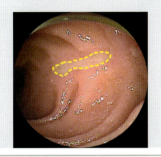

図1 縦走潰瘍

縦走する潰瘍(黄色破線)を認める.

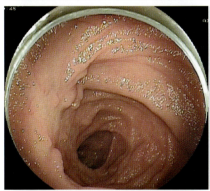
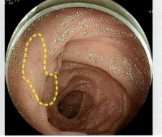

図2 瘢痕

ひだ集中を伴う，縦走潰瘍瘢痕(黄色破線)を認める.

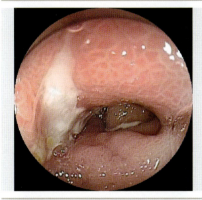
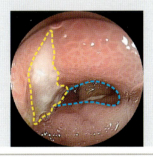

図3 消化管狭窄

活動性潰瘍(黄色破線)を有する，消化管狭窄(青色破線)を認める．活動性潰瘍を伴っている場合，内視鏡的拡張術は禁忌である．

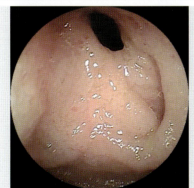
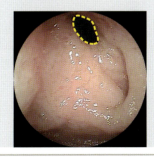

図4 消化管狭窄

潰瘍瘢痕に伴う狭窄(黄色破線)である．バルーン拡張術の適応となり得る．拡張前に，内視鏡下の逆行性小腸造影を行い，狭窄の口側の評価を行う．

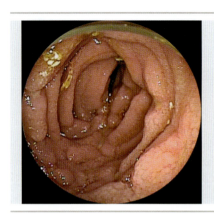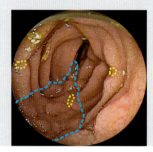

図5 敷石状外観　潰瘍（黄色破線）を複数認め，周囲粘膜が隆起し，敷石状外観（青色破線）を呈する．

- 大腸病変と同様，縦走潰瘍，敷石像，不整形潰瘍やアフタ，狭窄像などがみられる．
- 他の消化管病変と同様，正常粘膜に囲まれたdiscreteな潰瘍である．
- 従来，クローン病Crohn's diseaseの小腸病変は直接観察が困難であったが，カプセル内視鏡，バルーン内視鏡の登場により，内視鏡観察が可能になった．
- 臨床的緩解期にも内視鏡的には活動性病変が残存していることはしばしばみられる．
- 消化管狭窄を有している場合があり，カプセル内視鏡実施の際には，滞留の可能性を考えて，必要に応じて事前検査（パテンシーカプセルなど）を行う．
- 消化管狭窄部は，活動性病変がなく，狭窄長が長くなければ，内視鏡的にバルーン拡張術が可能な場合がある．

②単純性潰瘍

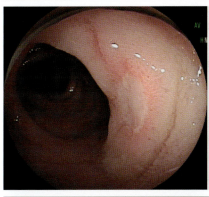
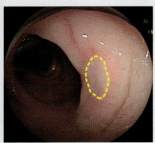

図1 打ち抜き潰瘍 punched out ulcer

境界明瞭な，類円形潰瘍（黄色破線）を認める．

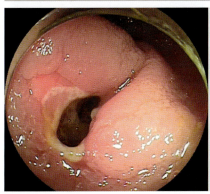
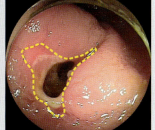

図2 単純性潰瘍

回盲部に大きい潰瘍（黄色破線）を認める．潰瘍は下掘れが強く，狭窄を伴っており，スコープは通過不能である．

- 典型的には回盲部に比較的大きい潰瘍を形成する．
- 打ち抜き潰瘍 punched out ulcer と呼ばれる，境界明瞭な類円形の潰瘍像を呈することが多い．
- 腸管型Behçet病の潰瘍と，内視鏡的にも病理組織学的にも大差がない．
- 潰瘍部を切除しても，吻合部に再発することも多い．

3. 疾患からみた内視鏡所見／2)小腸炎症性疾患

③ NSAIDs 起因性腸炎

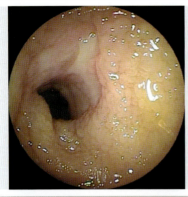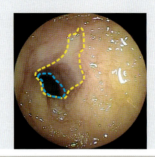

図1　輪状潰瘍

全周性の潰瘍（黄色破線）を認める．潰瘍部は狭窄（青色破線）を伴う．

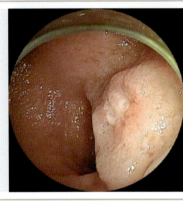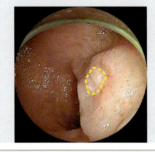

図2　NSAIDs 起因性腸炎

回腸に小さいびらん（黄色破線）を認める．

- 空腸よりも回腸に認めることが多い．
- 円形潰瘍，びらんが多発する．
- 輪状潰瘍，膜様狭窄をきたすこともある．
- 膜様狭窄に対しては，内視鏡的バルーン拡張術の適応となる．

④サイトメガロウイルス腸炎（CMV腸炎）

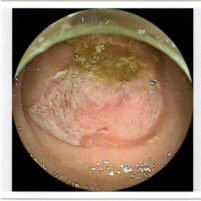
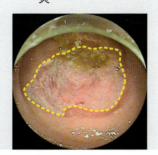

図1 サイトメガロウイルス腸炎

不整形の大きいびらん（黄色破線）を認める．

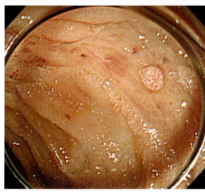
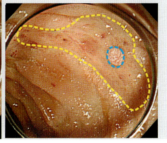

図2 サイトメガロウイルス腸炎

不整形の大きい潰瘍（黄色破線）を認める．潰瘍底内に，一部粘膜が残存している（青色破線）．

- 糖尿病，血液疾患，化学療法施行中などの易感染状態の人に発症する．
- 不整形のやや大きいびらん・潰瘍が多発することが多い．
- 血中cytomegalovirus（CMV）アンチゲネミア陽性は有力な傍証となる．
- 病理組織学的には，核封入体を認める．免疫染色にて，CMVが認められれば確定診断となる．

⑤アミロイドーシス

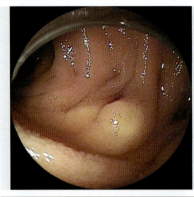
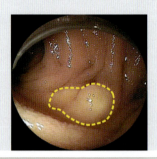

図1　アミロイドーシス　　黄白色の粘膜下腫瘍様隆起（黄色破線）を認める．

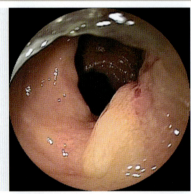
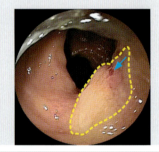

図2　アミロイドーシス　　表面びらんを伴う（→），黄白色の粘膜下腫瘍様隆起（黄色破線）を認める．

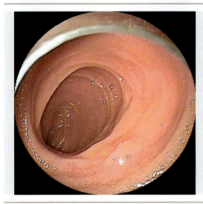
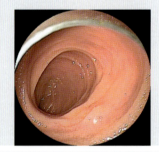

図3　アミロイドーシス　　全体的に絨毛は萎縮し，粘膜は菲薄化している．

- 多くは続発性で，AA型もしくはAL型アミロイドの沈着がみられる．
- AA型では，粘膜の浮腫状変化，絨毛萎縮が出現し，発赤や小びらんが散在する．
- AL型では，Kerckringひだの肥厚と黄白色調の粘膜下腫瘍様の隆起が多発する．
- 病理組織検査にて，アミロイドの沈着を証明することにより，診断する．
- dimethyl sulfoxide（DMSO）内服による治療が奏効すると，びらん，潰瘍は消失し，絨毛の回復が認められる．

3. 疾患からみた内視鏡所見／2)小腸炎症性疾患

⑥虚血性小腸炎

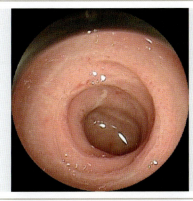
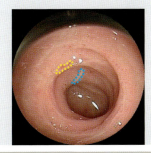

図1　虚血性小腸炎　小腸粘膜は全周性に発赤しており，一部に強い発赤（黄色破線）を認める．びらん（青色破線）も認める．

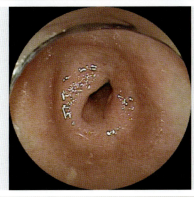
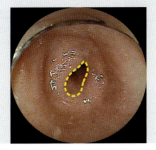

図2　虚血性小腸炎　粘膜は全周性に発赤しており，絨毛は萎縮している．狭窄（黄色破線）を伴う．

- 一般的には回腸に好発する．
- 急性に発症し，完全に回復する一過性型と，慢性的な虚血の結果，小腸狭窄を呈する狭窄型に分類される．
- 境界明瞭な区域性発赤を認める．程度により，潰瘍・狭窄を合併する．
- 病理組織検査では，粘膜下層の線維化，炎症細胞浸潤を認める．

①血管拡張症

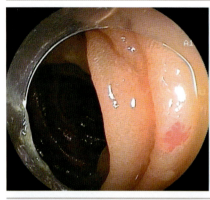 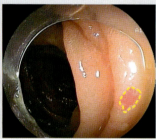

図1 血管拡張症 angioectasia
境界明瞭な鮮紅色の発赤（黄色破線）を認める．

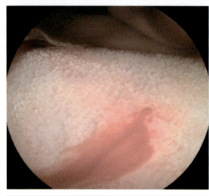 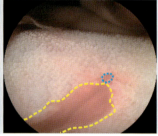

図2 血管拡張症
発赤面からの活動性出血（黄色破線）を認める．このような小さい血管拡張（青色破線）であっても，出血源となりうる．

- 粘膜固有層の毛細血管拡張と，その粘膜下層の正常静脈の拡張とからなる消化管粘膜にみられる血管奇形の一種である．
- 内視鏡的には，直径数mm前後の微小な限局性鮮紅色発赤斑として捉えられる．
- 発赤斑の周囲はわずかに褪色調で輪状に囲まれているように観察されることもある．
- 小腸のangiodysplasiaは，しばしば原因不明の消化管出血や貧血の原因となることがある．
- 内視鏡的に出血が確認されれば，止血クリップ，焼灼などの内視鏡的止血術の適応となる．

3. 疾患からみた内視鏡所見／3)小腸血管性疾患

②静脈瘤

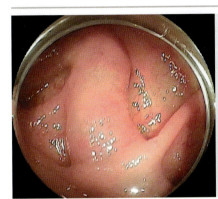
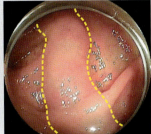

図1　静脈瘤　　腸管長軸方向に蛇行する粘膜下隆起（黄色破線）を認める．

- 門脈圧亢進症性小腸症 portal hypertensive enteropathy (PHE) の一部分症として出現することが多い．
- 内視鏡的には，黄白色〜やや青銅色の蛇行する粘膜下隆起として観察される．
- PHEに合併している場合，周囲粘膜の浮腫やびらんを伴う．
- 内視鏡的に出血が確認されれば，ヒストアクリル局注が試みられることもあるが，内視鏡的止血に難渋することも多く，実際にはIVRや外科的止血術が必要となることが多い．

3. 疾患からみた内視鏡所見／3)小腸血管性疾患

③ blue rubber bleb nevus syndrome

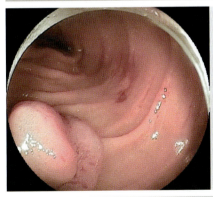
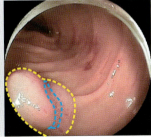

図1　blue rubber bleb nevus syndrome　　暗赤色の粘膜下隆起（黄色破線）を認める．頂部は陥凹（青色破線）している．表面に発赤を伴う．

- 全身の静脈系の血管奇形をきたす．
- 散発例と遺伝例が存在する．
- 皮膚に暗青色の血管腫を認める．
- 全消化管に暗赤色の粘膜下隆起（静脈瘤）を認めるが，特に小腸に多発することが多い．

3. 疾患からみた内視鏡所見／4）その他の小腸疾患

①移植片対宿主病（GVHD）

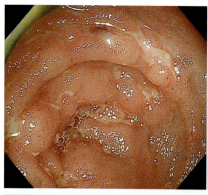
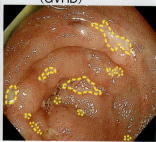

図1 移植片対宿主病 graft versus host disease (GVHD)

不整形のびらんが多発している（黄色破線）。

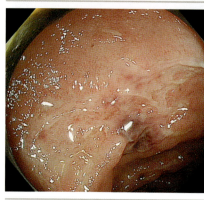
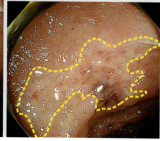

図2 移植片対宿主病

不整形の大きい潰瘍（黄色破線）を認める。潰瘍底は暗赤色であり，出血源と思われる。

- 骨髄移植後の移植片対宿主病 graft versus host disease (GVHD)の病変として消化管に出現する．
- 軽症例では，粘膜の菲薄化や粗糙な粘膜が観察される．
- 絨毛は萎縮し，ひび割れがみられる．
- 重症例では潰瘍化や出血がみられる．

②メッケル憩室

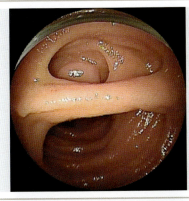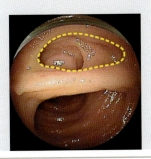

図1 メッケル憩室
腸間膜付着側の対側に，メッケル憩室の開口部(黄色破線)を認める．

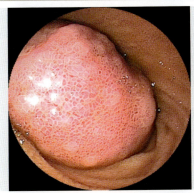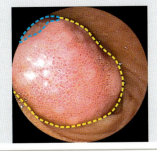

図2 メッケル憩室(反転)
反転し，小腸内に突出するメッケル憩室(黄色破線)を認める．粘膜は全体に発赤が強い．頂部に潰瘍を認める(青色破線)．

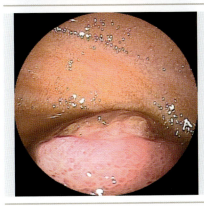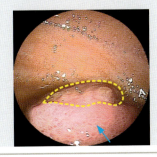

図3 メッケル憩室(反転)
反転したメッケル憩室(→)を認める．頂部(憩室底部)に潰瘍を認める(黄色破線)．出血源となる．

- 胎生期卵黄腸管の遺残によって生じる真性憩室で，消化管の先天奇形の中で最も高頻度である．
- 成人例では通常回盲弁から約1m(0.6～1.3m)口側回腸の腸間膜付着側の対側に開口部を有する直径約1～2cm，長さ約数cm～10数cmの指状の憩室である．
- 時に憩室が反転し，細長い粘膜下腫瘍様に見える場合がある．
- 組織学的には，絨毛を伴う正常小腸上皮に被われた，筋層，漿膜を伴う真性憩室である．しばしば胃，膵，十二指腸などの異所性粘膜の迷入がみられる．
- 異所性胃粘膜の迷入がみられる例では，しばしば異所性胃粘膜近傍の小腸粘膜に消化性潰瘍を生じ，消化管出血の原因となる．

③蛋白漏出性小腸症

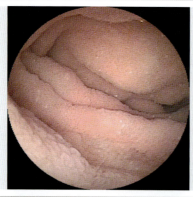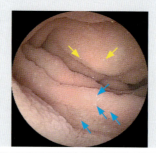

図1 原発性蛋白漏出性小腸症　粘膜表面に散布性白点（→）が散在している．絨毛は浮腫状（→）である．

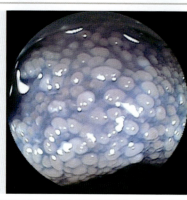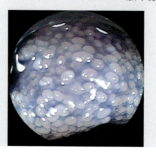

図2 原発性蛋白漏出性小腸症（インジゴカルミン散布像）　絨毛は浮腫状であり，球状～卵形に変形している．

- 低アルブミン血症があり，その原因が，消化管からの蛋白漏出である場合に診断される．
- 消化管からの蛋白漏出の存在は，糞便中のα_1アンチトリプシン漏出試験や，^{99m}Tcヒト血清アルブミンシンチグラフィ検査によって，診断する．
- 原発性と続発性に分類される．前者は，腸管のリンパ系の異常が原因と考えられる．後者は，消化管の炎症（膠原病を含む），潰瘍，腫瘍などによる，粘膜異常が原因である．
- 内視鏡的には，白色絨毛，絨毛浮腫，絨毛萎縮，小腸粘膜への乳糜様付着（散布性白点）などを認めるが，実際には診断困難な場合も少なくない．

3. 疾患からみた内視鏡所見／4)その他の小腸疾患

④リンパ管腫

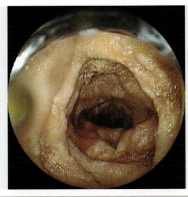
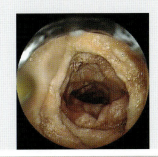

図1　小腸リンパ管腫　小腸に全周性に白色顆粒状粘膜が広がる．

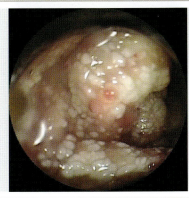
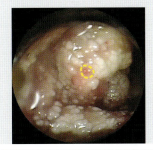

図2　小腸リンパ管腫　白色顆粒状粘膜内に，赤色点（黄色破線）を認める．出血源となりうる．

- 比較的まれな良性腫瘍である．
- 形態から，単純性リンパ管腫，海綿状リンパ管腫，嚢胞状リンパ管腫に分類される．
- 自覚症状に乏しいことも多いが，時に消化管出血の出血源となる．
- 内視鏡的には，白色～黄白色の粘膜下腫瘍様隆起像やびまん性の白色顆粒状粘膜像を呈する．

III

大腸

1. 大腸の内視鏡検査

a. 大腸内視鏡検査の意義

1）腫瘍性疾患

- 大腸内視鏡検査を行うことの最大の意義は，大腸癌死を抑制することである．
- 大腸内視鏡検査を行い，ポリープを摘除することにより大腸癌死を抑制できることが示されている[1]．目の前の一件の大腸内視鏡検査が，将来の大腸癌死抑制につながるという気概を持って行うことが大切である．
- 質の高い大腸内視鏡検査の指標として，ADR（adenoma detection rate）が広く用いられている．ADRとはスクリーニングを行った対象者のうち，1個でも腺腫あるいは大腸癌が見つかった人の割合と定義される．ADRは大腸癌死亡抑制効果と関連していることが既報で示されている[2]．
- 上記のADRと関連する因子として，withdrawal timeが知られている．withdrawal timeは盲腸到達から肛門までの観察に要する「引き抜き時間」のことで，6分以上かけている内視鏡医ではADRが高いと報告されており，「6分」が一つの基準値となっている[3]．

2）炎症性疾患

- 炎症性腸疾患は，主に潰瘍性大腸炎とクローン病から構成される腸管の慢性炎症性疾患である．
- 内視鏡検査は炎症性腸疾患の診療において重要な役割を担っており，特に慢性炎症の首座となる大腸では大腸内視鏡検査が必須である．
- 大腸内視鏡検査は，①確定診断，②病態評価（病型・病期・重症度），③治療効果判定，④悪性腫瘍のサーベイランス，⑤術前術後の評価において用いられる重要な検査である．
- ①〜③で，それぞれの疾患に特徴的な内視鏡所見（→「大腸炎症性疾患」p86 および「知っておきたい基礎知識」p176）を把握していることが前提となる．炎症性腸疾患は寛解や増悪を繰り返す慢性疾患のため，粘膜所見の横断的評価が必要である．炎症性腸疾患との鑑別が重要となる疾患は感染性腸炎であり，細菌感染など含めた疾患（表1）を念頭に置いて内視鏡観察を行う必要がある．NSAIDsや免疫チェックポイント阻害薬などによる薬剤性腸炎，放射線性腸炎，虚血性腸炎，憩室に伴う腸炎なども鑑別となる．
- 昨今の分子生物学的製剤などの出現による内視鏡的寛解である粘膜治癒（mucosal healing）を達成することが一つの治療目標となっており，③の評価における内視鏡の果たす役割は大きくなっている．粘膜治癒の定まった基準はないものの，Mayo endoscopy subscore（「大腸炎症性疾患」p86 および「知っておきたい基礎知識」p176）におけるスコア0または1を粘膜治癒とする報告が多くなっている．
- ④に関しては，特に大腸癌合併に対するスクリーニングおよびサーベイランスの大腸内視鏡検査が重要であり，その適切な検査間隔や方法に関しては統一されていないのが現状である．実際は，米国やヨーロッパのガイドライン（表2）を参考に実施している．

表1 感染性腸炎の原因

細菌	カンピロバクター	病原性大腸菌	サルモネラ	エルシニア
	腸炎ビブリオ	腸結核	クロストリジウム	細菌性赤痢
	クラミジア	腸チフス・パラチフス	淋菌	腸管スピロヘータ症
真菌	ヒストプラズマ症	放線菌症*		
寄生虫	アメーバ赤痢	住血吸虫症		
ウイルス	サイトメガロ	単純ヘルペス		

*:放線菌症は細菌であるが,慣例上,真菌に分類される.

表2 米国,ヨーロッパのガイドライン

学会	疾患と対象	スクリーニング	サーベイランス
ASGE 2014[1]	潰瘍性大腸炎:左側型もしくは全大腸型の症例 クローン病:大腸の1/3以上に病変を認める症例(理想的には寛解期に検査を施行する)	発症より8年で実施する	・適切な間隔は定まっていない ・1〜3年ごと ・注意を要する症例として,活動性の炎症を認めるもの,狭窄や炎症性ポリポーシスなどの異常を認めるもの,異形上皮の既往のあるもの,一親等に大腸癌の家族歴があるもの,PSC) ・2回以上のサーベイランス内視鏡検査で正常粘膜であったものは間隔を延長できる
AGA[2]	潰瘍性大腸炎:左側型もしくは全大腸型の症例(直腸炎のみや直腸S状結腸炎のみの症例は通常の対応となる) クローン病:大腸の1/3以上に病変を認める症例(理想的には寛解期に検査を施行する)	発症から8年で,全大腸を複数回の組織生検で評価する	・最初のスクリーニング内視鏡から1〜2年に行う ・適切な間隔は定まっていない ・2回の内視鏡検査で問題がなかった場合には1〜3年ごとで実施 ・PSC症例は毎年実施すべき ・一親等に大腸癌の家族歴があるもの,活動性の炎症を認めるもの,狭窄や炎症性ポリポーシスなどの異常を認めるものはより慎重な対応が必要 ・クローン病も同様に実施すべきである
ECCO 2013[3]	潰瘍性大腸炎:直腸炎を除く全例 クローン病:大腸一領域のみに病変を持つ症例を除く全例	発症から8年	・1年ごと:高リスク症例(狭窄や異形上皮が5年以内に認められたもの,PSC,重度の活動性炎症を伴った全大腸型,一親等に50歳未満での大腸癌発症者を持つもの) ・2〜3年ごと:中等度リスク症例(軽度から中等度の活動性をもった全大腸型,炎症性ポリポーシス,一親等に50歳以上での大腸癌発症者を持つもの) ・5年ごと:それ以外の症例
炎症性腸疾患診療ガイドライン2016	潰瘍性大腸炎:左側大腸炎型あるいは全大腸炎型	発症から8年後	・1〜2年ごと ・生検は,ランダム生検よりも色素などを用いた狙撃生検を推奨
	クローン病:大腸の1/3以上に病変を有する患者	発症から8年後	・1〜2年ごと

1. American Society for Gastrointestinal Endoscopy Standards of Practice C, Shergill AK, et al : The role of endoscopy in inflammatory bowel disease. Gastrointestinal endoscopy 81 : 1101-1121 e1-e13, 2015
2. Farraye FA, et al : AGA technical review on the diagnosis and management of colorectal neoplasia in inflammatory bowel disease. Gastroenterology 138 : 746-774, 74 e1-e4, 2010
3. Annese V, et al : European evidence based consensus for endoscopy in inflammatory bowel disease. J Crohns Colitis 7 : 982-1018, 2013

表3 大腸の検査法

	検査方法				
	内視鏡	X線造影	カプセル内視鏡	体外式超音波	CT colonography
侵襲	中等度〜高度	軽度〜中等度	軽度	なし	軽度
放射線被曝	なし	あり	なし	なし	あり
前処置	要	要	要	不要	要
再現性	中〜高	中	高	低	中〜高
診断能					
大腸腫瘍					
隆起型	優	優	優	可（粗大病変のみ）	優
表面型	優	良	優	不可	良
微小病変	優	可	良	不可	可
炎症性腸疾患	良	優*	良	優**	優*
組織診断	可	不可	不可	不可	不可

優*：病変の分布や特異的な所見（狭窄，腸管壁の変形など）が客観的に把握でき，診断に有用である．
優**：罹患範囲，炎症の程度の診断に有用であり，侵襲もないため経過観察にも用いられる．

b. 長所と短所，特徴（他検査との比較を含めて）

- 大腸の検査法には，内視鏡以外にX線検査や体外式超音波検査などがあるが，疾患や病態に応じて使い分ける（表3）．
- 一般に腫瘍の存在診断には内視鏡検査が最も有用であり，特に色調の差や，微妙な表面異常構造からの病変の拾い上げに有用である．
- ただし，大腸の走行や形態，術者の検査手技の熟練度によって精度が異なる．
- 内視鏡検査の長所は，直接粘膜面の観察が可能，生検による組織診断が可能，そして状況によっては治療も同時に可能なことである．
- 炎症性腸疾患の診断には，全体像，変形・硬化像が客観的に把握できるX線造影が有用であり，不可欠である．
- 大きな腫瘍の場合は，内視鏡では病変の全貌が捉えられないため，X線造影による全体像の把握，深達度診断が重要である．
- 体外式超音波検査は最も簡便で侵襲もなく，スクリーニングの第一選択といえる検査法であるが，腸管ガスにより大腸観察が困難なことも多く，また客観性に欠ける．
- 体外式超音波検査は進行大腸癌などの大きな腫瘍，炎症性腸疾患の罹患範囲，炎症の程度（壁肥厚，エコーレベル，層構造など）の診断に有用であるが，ある程度の熟練を要する．

c. 適応と禁忌（表4）

- 大腸内視鏡検査は腹痛，便秘，下痢，血便など，大腸疾患が疑われる場合の診断や治療方針の決定に必要である．
- 便潜血陽性者の精査は，大腸内視鏡検査が最もよい適応である．

表4 大腸内視鏡検査の適応と禁忌

適　応	禁　忌
〈診断目的〉 ①腫瘍のスクリーニング，精査など ②炎症性腸疾患 　鑑別診断，病期診断，治療の効果判定，経過観察など ③その他 　血管性病変，全身疾患に伴う腸病変など，ほか多岐にわたる 〈治療目的〉 ①腫瘍の切除 　ホットバイオプシー，ポリペクトミー，内視鏡的粘膜切除術（EMR），内視鏡的粘膜下層剥離術（ESD）など ②止血術 　クリッピング，止血剤の局注，APC，焼灼凝固療法など ③減圧術 ④狭窄拡張術 ⑤異物除去術 ⑥腸捻転，腸重積の整復 ⑦抗癌薬の局注 ⑧術前のマーキング，クリッピング，点墨など	〈絶対禁忌〉 ①急性腹膜炎 ②腸管穿孔 ③呼吸循環不全状態 　検査により病状が悪化する可能性が高い．どうしても，検査が必要な場合は厳重なモニタリングによる全身管理を行う ④腹部大動脈瘤 　切迫破裂が疑われる場合は禁忌 〈相対禁忌〉 ①重症炎症性腸疾患 　前処置や検査で病状が悪化する可能性が高い．鑑別診断が必要な場合は，最小限の観察にとどめる ②腸閉塞 ③妊娠 　特に，妊娠12週までの不安定期は検査を控えるべきである ④高度な腹水 ⑤高度な腸管癒着 ⑥前処置不良状態 ⑦検査を嫌がっている患者 　検査に対して協力が得られない場合は中止すべきである ⑧大量の腸管出血 　循環動態の管理が最優先である．急激な出血によるショック状態が改善しない場合，血管性出血の可能性もあり，血管造影による塞栓術が必要なこともある

- 血便をきたしている患者の場合，まず，全身の循環動態が安定しているか否かを把握することが先決である．血圧を含め全身状態の不安定な場合，安易に内視鏡検査を行うべきではない．
- 血便患者の場合，腸内は凝血塊や新鮮血で視野のとれないことが多く，可能な限り腸管洗浄液による前処置を行ってから内視鏡検査を開始する．

d. 偶発症と対策

- 日本消化器内視鏡学会の全国集計（2008〜2012年）によると，大腸内視鏡検査に伴う偶発症の総発生率は0.011％（8,710件に1件）で，死亡率は0.0004％（16/3,815,118）である．大腸内視鏡検査に伴う偶発症は，腸管穿孔が60.7％と最も頻度が高く，このなかには治療以外の挿入に伴う穿孔も多く含まれている．

1）前処置

- 大量の緩下薬内服によって悪心・嘔吐，悪寒，血圧低下などがみられることがある．
（対策）：検査前説明を十分に行う．

2）前投薬投与
- 抗コリン薬投与による尿閉，眼圧上昇，心負荷や，鎮静薬投与による呼吸循環抑制，薬剤アレルギー反応がみられることがある．
（対策）：検査同意取得時に合併疾患をよく聴取するとともに，薬剤の副作用について説明する．鎮静薬投与を行った場合はモニタリングを忘れてはならない．

3）通常の大腸内視鏡検査
- 出血や消化管穿孔．
（対策）：起こり得る偶発症を検査前に十分説明し，粗暴な内視鏡操作を慎むとともに，癒着や狭窄のある場合は無理をせず，X線検査など他の検査法に委ねる．

4）ポリペクトミーやEMR（内視鏡的粘膜切除術）などの治療内視鏡
- 出血，穿孔．
（対策）：起こり得る偶発症を検査前に十分説明するとともに，偶発症が出現した際の対応についても説明する．
- 偶発症は予期せず起こることがあり，検査前に偶発症の可能性，検査の必要性については十分説明しておくことが大切である．
- 検査に際しては決して無理をしないこと，特に初心者は上級者の指導をきちんと受けながら検査を行うことが重要である．

文　献
1) Zauber AG, et al：N Engl J Med 366：687-696, 2012
2) Corley DA, et al：N Engl J Med 370：1298-1306, 2014
3) Barclay RL, et al：N Engl J Med 355：2533-2541, 2006

2. 大腸の正常像

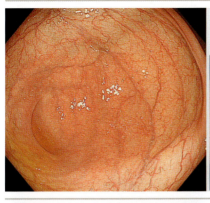 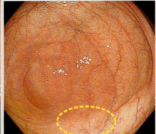

図1　盲腸　　大腸の盲端であり，虫垂口を視認することで部位を確認する．画面6時方向は，死角になりやすく見落としに注意する（黄色破線）．

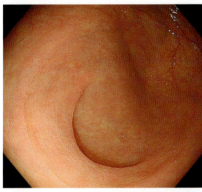 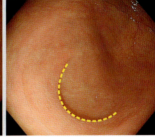

図2　虫垂開口部　　正常の開口部は平坦な弧状のひだ（黄色破線）として観察される．

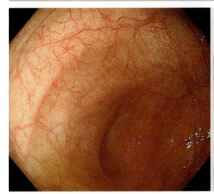 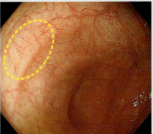

図3　盲腸　　虫垂口と回盲弁との間に病変を認めることがあり（黄色破線），注意深い観察が必要である．

a. 盲腸と虫垂

- スコープが右結腸を奥へ進むと，まず回盲弁が観察される．すぐに回盲弁の観察・回腸への挿入と進まずに病変の多い盲腸の観察をする．
- 虫垂開口部を確認することは，病変の見落しを減らすためおよび盲腸への到達を確認するために重要である．

Ⅲ. 大腸

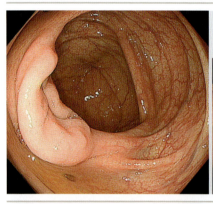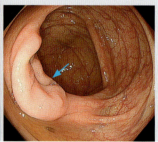

図4 回盲弁（乳頭型）　乳頭状に盛り上がった回盲弁（→）を認める．

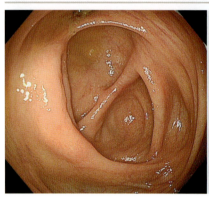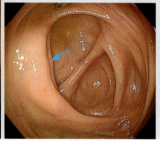

図5 回盲弁（口唇型）　平坦に近い回盲弁（→）を認める．

- 盲腸は盲端に終わり，特徴的なひだ構造を有する．ひだが太く高いこともあり，病変の見落としを減らすために回盲弁の裏側を含めてくまなく観察する．
- 虫垂開口部は孔あるいは中央が陥凹する隆起物として観察される．ひだの陰になったり，糞便に隠れてみえにくいこともある．

b. 回盲弁・終末回腸部

- 小腸と大腸の境界で，通常大腸内腔へ突出する．乳頭型と口唇型に大別される．
- 終末回腸部より小腸となり，絨毛が見られるようになる．若年者ではリンパ濾胞の過形成が目立つ症例もある．

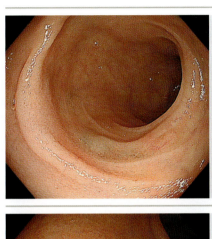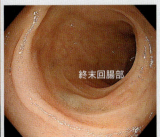

図6 終末回腸部　小腸の絨毛が観察される．

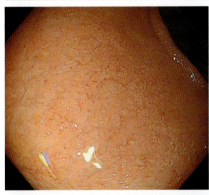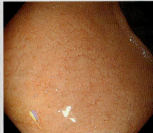

図7 終末回腸部（拡大像）　図6と同一症例．白色光イメージングによる弱拡大観察により，絨毛構造が明瞭となる．

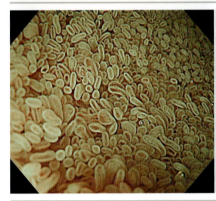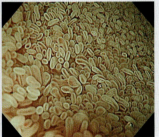

図8 終末回腸部（拡大像）　図6と同一症例．NBI強拡大観察ではさらに詳細な観察が可能となる．

c. 右結腸

- 結腸には3本のteniae（結腸ひも）があり，そこを頂点とした半月ひだが生じる．
- 右結腸の半月ひだは高くて太い．
- 上行結腸のひだは丸味を帯びる．
- 横行結腸のひだは，ほぼ正三角形の各辺をなす．

Ⅲ．大腸

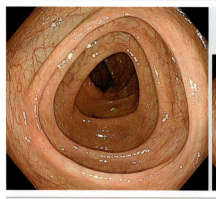
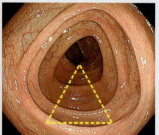

図9　上行結腸（引き抜き観察）　半月ひだで囲まれた内腔が正三角形を形成し（黄色破線），同心円状に見える．深部に回盲弁が観察できる．

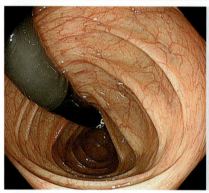
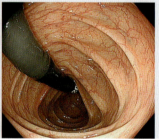

図10　上行結腸（反転観察）　上行結腸はひだが深く，ひだ裏が死角となりやすいため，必要に応じて慎重にスコープを反転させて観察する．

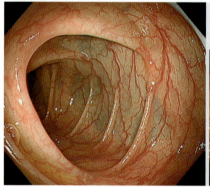
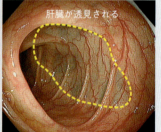

図11　肝彎曲部（肝斑）　肝彎曲部では肝臓に接する部分が青緑色を呈する（黄色破線）．

肝臓が透見される

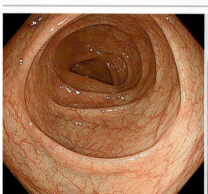
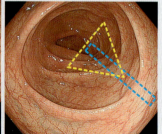

図12　横行結腸　半月ひだで囲まれた内腔が三角形を形成して同心円状に見える（黄色破線）．三角形の頂部に結腸ひもがある（青色破線）．

2. 大腸の正常像

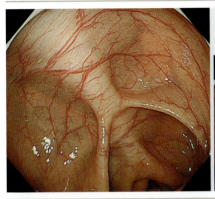
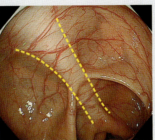

図13 横行結腸（結腸ひも）　内腔になだらかに隆起して、縦走する（黄色破線）．

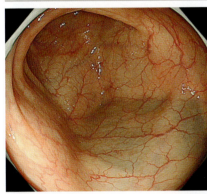
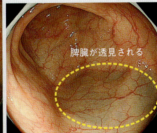

図14 横行結腸（脾彎曲部）　脾彎曲部は脾臓に接するため、その部位が青緑色を呈する（黄色破線）．

脾臓が透見される

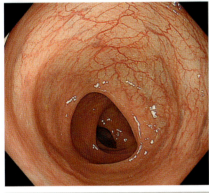
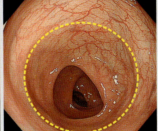

図15 下行結腸　半月ひだで囲まれた内腔が丸くなり、円形に近づく（黄色破線）．

d. 左結腸・直腸

- 半月ひだは横行結腸から肛門側へいくに従って低くなる．
- 三角形は段々ぼやけてくる．
- 直腸には3つのHouston弁がある．
- 下部直腸には太い静脈が観察されることがある．

Ⅲ．大腸

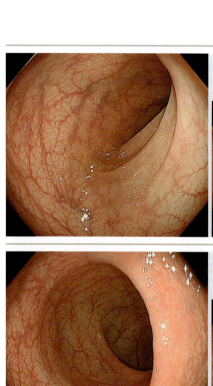

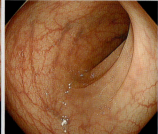

図16 S状結腸　　半月ひだで囲まれた内腔は規則性を失う．

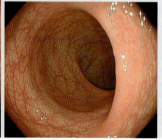

図17 S状結腸　　半月ひだで囲まれた内腔のひだが近位大腸と比較して低くなる．

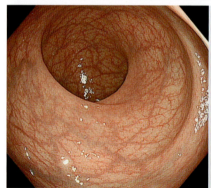

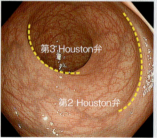

図18 直腸　　第2，第3のHouston弁が観察される．

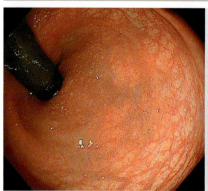

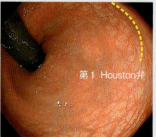

図19 直腸（反転観察/遠景）　　反転で第1 Houston弁（黄色破線）の肛門部寄りを観察している．引き抜き方向では見落としがちとなる死角が観察される．

2. 大腸の正常像

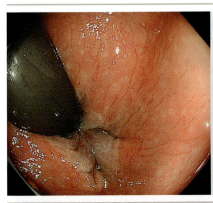
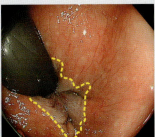

図20 直腸（反転観察/近景）

肛門部に近接して，歯状線（黄色破線）を確認しながら全周に観察する．

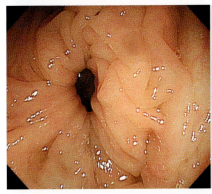
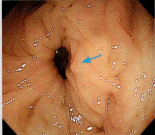

図21 腸管攣縮

攣縮によって狭くなった腸管腔（→）．

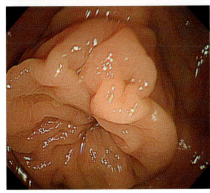
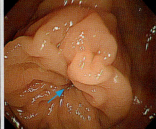

図22 腸管攣縮

攣縮によって，一時的に腔が閉じてしまった腸管（→）．

e. 腸管攣縮

- 大腸運動に伴って，腸管では部分的な攣縮が波状に起こる．この現象を腸管攣縮（spasm）という．
- 攣縮部では腸管が縦じわを伴って，細くなる．
- 腸管が完全に閉まってしまうこともある．

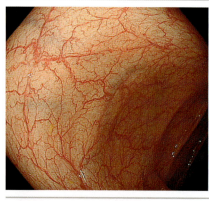 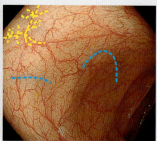

図23 血管像　粘膜下層の血管は赤色の樹枝状に透見される(黄色破線).深部のより太い血管が紫色に透見される(青色破線).

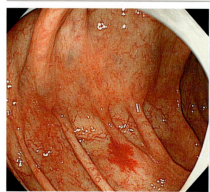 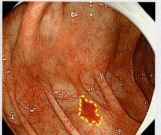

図24 angioectasia　密集した小血管網を認める(黄色破線).鮮明な赤色である点が,表面型腫瘍(淡い赤色)とは異なる.

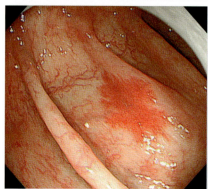 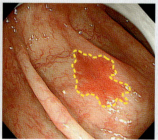

図25 angioectasia　図24と同一症例.近接すると境界(黄色破線)がより明瞭となり,隆起成分がないことが確認できる.

f. 血管像

- 粘膜下層の血管が樹枝状に透見される.

g. 肛門部

- 下部直腸の血管は太い.
- 新鮮血の血便の多くは,特別な病変のない下部直腸・肛門部血管の機械的刺激(多くは固い便)によるので,この部の血管の状態をよくみることは重要である.
- スコープの抜去前に,反転して下部直腸をよく観察する.

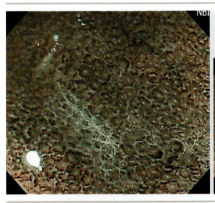
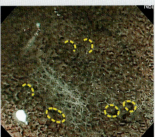

図26 angioectasia

図24と同一症例。NBI強拡大観察では，表層の腺窩上皮構造は保たれたまま，病変全体の深部に充血を認め，ところどころ拡張した血管が腺窩を取り囲んでいる様子が観察される（黄色破線）。

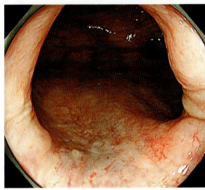
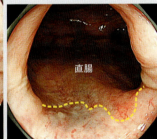

図27 肛門

腺上皮（大腸粘膜）と扁平上皮（肛門粘膜）の境界である歯状線（黄色破線）を認める。

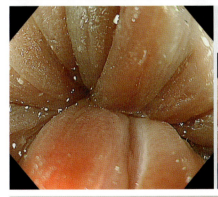
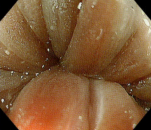

図28 肛門部（弱拡大）

肛門部での異常（痔瘻や痔核の突出など）に注意して観察する。

h. 吻合部・その他

- 腸管吻合部の観察は次のような原疾患の場合，特に重要である。
  1. 大腸癌：再発の有無
  2. 潰瘍性大腸炎（回・直腸吻合）：術前に正常であった回腸に炎症をみることが少なくない。
  3. クローン病，Behçet病・単純性潰瘍：吻合部付近によく病変の再発をみる。

①大腸腫瘍の分類

a. 組織学的分類

1) 上皮(ないし粘膜内組織)の変化が病変の主体
 (1) 新生物
　　　腺腫，癌，内分泌細胞腫瘍(カルチノイド，内分泌細胞癌)，リンパ腫
 (2) 非新生物
　　　炎症性ポリープ：炎症性ポリープ，炎症性線維状ポリープ，炎症性筋腺管ポリープ
　　　過形成性ポリープ：過形成性結節，過形成性ポリープ
　　　過誤腫性ポリープ：juvenile(若年性)ポリープ，Peutz-Jeghers型ポリープ
　　　その他：colonic muco-submucosal elongated polyp(CMSEP)，子宮内膜症など

2) 非上皮性組織の変化が病変の主体
　平滑筋性腫瘍，神経性腫瘍，消化管間質腫瘍(GIST)など

3) その他
 (1) 悪性黒色腫
  - 肛門管に原発することがある(黒色腫の約1〜3％).
  - 肉眼的に広基性・有茎性腫瘍，まれに潰瘍型.
  - 大きさは5mmくらいから5〜6cmに達するものまで種々.
  - 表面は凸凹不整で，黒〜黒褐色を呈するが，黒くないamelanotic melanomaもある.
 (2) 奇形腫
  - 非常にまれである.
  - 腸管では直腸に最も多い.
  - 直腸に原発するものと，卵巣から腸壁を貫いて直腸へ顔を出すものがある.
  - 腸管にない組織(歯・毛髪など)が観察されれば，診断は容易.

b. 形態的分類

- 形態的分類については→「知っておきたい基礎知識」p176参照.

3. 疾患からみた内視鏡所見／1）大腸腫瘍性疾患

②腺腫・大腸癌──表面構造所見・腫瘍形態を中心に──

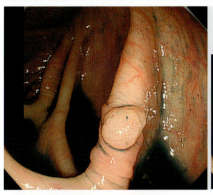
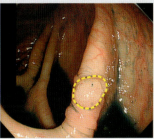

図1　Is（腺腫）

表面平滑な正色調の隆起（黄色破線）を認める．インジゴカルミン散布で表面の規則正しい微細構造が明瞭になる．

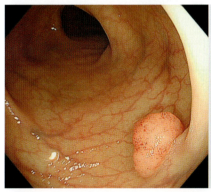
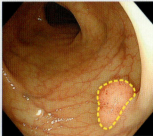

図2　Is（腺腫）

発赤調の柔らかい表面平滑な隆起（黄色破線）を認める．水洗の後，白色光でも表面微細構造が詳細に観察しうる．

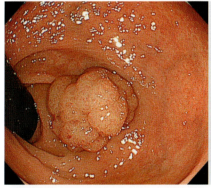
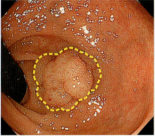

図3　Is（腺腫）

やや発赤調の分葉状の隆起（黄色破線）を認める．腫瘍は柔らかい印象で緊満感は認められない．

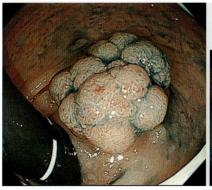
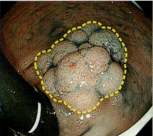

図4　Is（腺腫）

図3と同一症例のインジゴカルミン散布像（黄色破線）．通常観察でも，ⅢL型pitが観察される．

a. 観察のポイント

- 内視鏡で観察できるのは腫瘍の形態のほかに色調,血管像(有無,正常か異常か),表面模様(pit pattern),陥凹面,癌性びらん,などである.
- 色調には,正常,赤,黄,白(褪色),紫,黒などがある.
  主な所見から考えられる疾患を表1に示す.
- NBI(narrow-band imaging)拡大内視鏡所見による診断・腫瘍表面の拡大観察によるpit pattern診断は,腫瘍・非腫瘍の鑑別,腫瘍の組織異型度,早期癌の深達度診断などに有用である.
- ただし,基本は通常観察であることにかわりはない.現在の最新内視鏡を用いれば,粘液を除去するだけで無名溝は十分観察できるし,インジゴカルミン液を散布すれば,大きなpit構造はおおむね診断可能であり,組織異型度,陥凹局面の有無・性状,腫瘍の発育様式などの情報が得られる.

1) 表面型腫瘍の診断のポイント

- 表面型腫瘍は隆起型腫瘍に比べて発見が難しい.

(1) 表面型腫瘍発見のきっかけとなる所見

① 淡い発赤の存在
② 血管透見像の消失
③ ひだ・輪郭の異常(indentation)
④ 白点輪(白斑)
⑤ 出血
⑥ メラノーシス

(2) 表面型腫瘍と鑑別を要する疾患

① angiectasia(血管拡張症):限局性の血管異形成(奇形)で右側結腸に多い.内視鏡像では発赤斑を認める.近接すると血管の集合とわかる.
② 過形成性ポリープ:発赤している場合がある.表面型と診断することがある.
③ 炎症:多発のことが多い.鮮やかな発赤を呈する.

表1 主な所見から考えうる疾患

所　見	疾　患
正常粘膜に被われている	粘膜下腫瘍,悪性リンパ腫,カルチノイド
発赤が強い	若年性ポリープ,Cronkhite-Canada症候群のポリープ,血管腫
黄色調	脂肪腫,良性リンパ腫,カルチノイド
白色調	過形成性ポリープ,Peutz-Jeghersポリープ,悪性リンパ腫,悪性黒色腫
暗紫色調	静脈瘤,痔核,海綿状血管腫
黒色調	悪性黒色腫
びらんが認められる	若年性ポリープ,Cronkhite-Canada症候群,大きな粘膜下腫瘍,悪性腫瘍

②腺腫・大腸癌―表面構造所見・腫瘍形態を中心に―

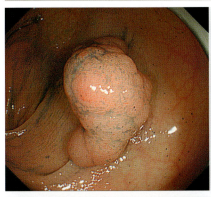
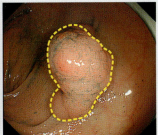

図5　Ⅰs（早期癌，tub1，tis（M），ly0，v0）

やや高い隆起を有した発赤調隆起性病変（黄色破線）を認める．病理像で構造異型を認め，高分化型腺癌の診断となった．

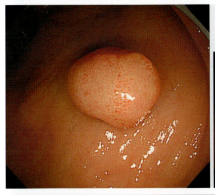
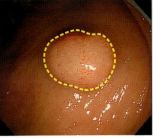

図6　Ⅰsp（腺腫）

表面平滑な隆起性腫瘍（黄色破線）を認める．頸部に茎を有さないものの可動性は非常に良好．

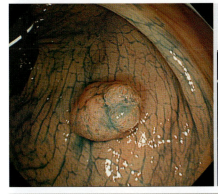
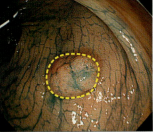

図7　Ⅰsp（腺腫）

図6と同一症例のインジゴカルミン散布像．規則正しい表面構造（黄色破線）が観察される．

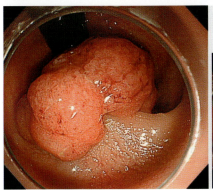
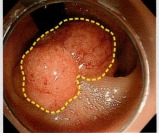

図8　Ⅰsp（腺腫）

非常に大きな隆起型腫瘍（黄色破線）であるが，表面構造は規則性が保たれており，腫瘍全体は柔らかさがある．

④平坦型粘膜脱症候群：多発する．形が不整．発赤が濃い．白斑を伴うことが多い．
⑤吸引による人工発赤：ドーナツ状で出血することがある．見ているうちに消退していく．
⑥転移性腫瘍：凸凹不整，境界不鮮明である．

2）Ⅱcとしての陥凹の診断：Ⅱc vs Ⅱa-depression
- Ⅱcと表現される陥凹は，領域性や局面といったある程度の面積をもった境界のある陥凹面である．
- 表面隆起型腫瘍の中には表面に溝状の陥凹をもつものが多く存在するが（Ⅱa-depression, pseudodepression），これはⅡcと区別すべきである．

b. SM癌の内視鏡診断

1）有茎性SM癌
- SM癌は粘膜下層の癌の量（SM癌量）によって外観・形態に大きな差が生じる．
- SM癌量が少ない（sm1）場合，腺腫・M癌と外見上では区別ができない．
- SM massive（sm2, 3）になると，MP癌との鑑別が難しい．
- ある程度の癌量（sm2, 3）があると，有茎性ポリープでも内視鏡的にSM癌と診断できる特徴的な像を呈する．
- 易出血性，脆弱性のほかに，次にあげる①～③が重要となる．
①頭の頂部に欠損がある．
②頭が小さく，茎が短く，太く硬い（penis like appearance）．
③茎だけでその頂きにびらんのある隆起．

2）広基性（無茎性）SM癌
- 広基性SM癌は以下のような種々のルートで生じる．
①最初から広基性（de novo型癌，早期に癌化したものに多い）であるもの．
②有茎性SM癌が崩れて，二次的に広基化したもの．
③表面型病変が浸潤し，粘膜下層で腫瘍塊を形成したもの．
- 内視鏡所見
①最初から広基性：易出血性，限局性陥凹，表面構造の乱れ．
②有茎性から変化：発赤の強いいびつな低い隆起，癌性びらんを伴う．
③表面型起源：平滑な表面であるが，立ち上がりが粘膜下腫瘍様（non-polypoid growth：NPG），表面に癌の局面を認める．

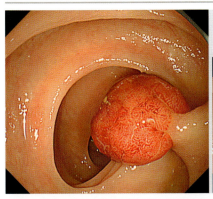
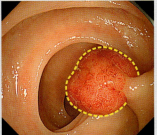

図9　Ip（腺腫）

細い茎を有した発赤調の有茎性隆起（黄色破線）を認める．規則的な表面構造が観察される．

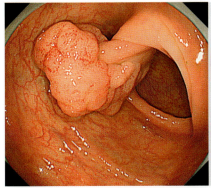
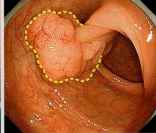

図10　Ip（腺腫）

太い茎を有した有茎性病変（黄色破線）を認める．頭部は分葉状でありボリュームがある．

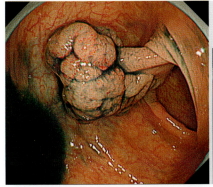
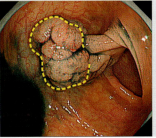

図11　Ip（腺腫）

図10と同一症例のインジゴカルミン散布像．腫瘍に明らかな陥凹面を認めない（黄色破線）．頸部に腫瘍が進展していることが確認され，切除の際に注意する必要がある．

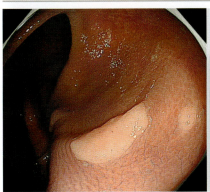
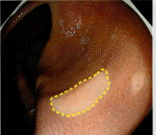

図12　Ⅱa（腺腫）

大腸メラノーシスを背景として，白色調の平坦隆起性病変（黄色破線）を認める．相対的に白色調の腫瘍の色彩が目立つ．

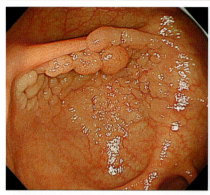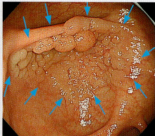

図13　Ⅱa(腺腫内癌)

顆粒状の隆起が集簇した形態の平坦型隆起(→)を認める．顆粒のサイズはほぼ均一である．発育型としては側方発育型腫瘍 laterally spreading tumor (LST)-G(顆粒型)のうち顆粒均一型と記載される．

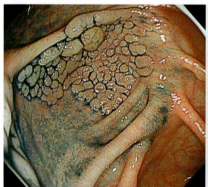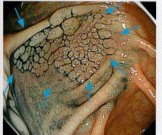

図14　Ⅱa(腺腫内癌, adenocarcinoma in adenoma (tub1), tis, ly0, v0)

図13と同一症例のインジゴカルミン散布像．顆粒状隆起の範囲がより明瞭になる(→)．本症例は切除後検体で，検体のごく一部に構造異型の強い範囲が認められ，腺腫内癌と診断された．

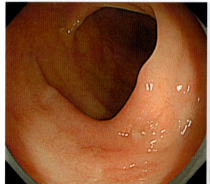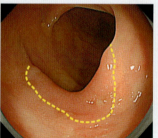

図15　Ⅱa(腺腫)

ひだにまたがる平坦隆起性病変(黄色破線)を認める．淡い発赤により腫瘍の存在がわかる．

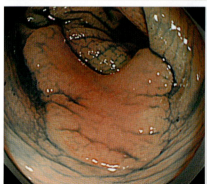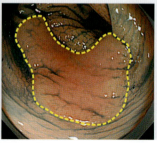

図16　Ⅱa(腺腫)

図15と同一症例のインジゴカルミン散布像．肛門側の病変範囲が明瞭になる(黄色破線)．発育型としてはLST-NG(非顆粒型)のうち扁平隆起型と記載される．

②腺腫・大腸癌—表面構造所見・腫瘍形態を中心に—

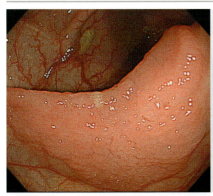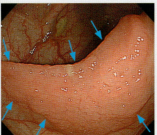

図17 Ⅱa（早期癌）

ひだにまたがるように大きな平坦隆起型病変（→）を認める．血管透見像が周囲と比べて消失しており，また病変部が発赤していることから腫瘍の存在に気がつく．

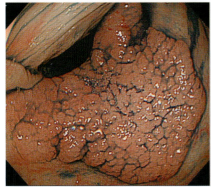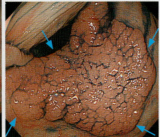

図18 Ⅱa（早期癌，tub1＞tub2，T1a（100μm），ly0，v0）

図17と同一症例のインジゴカルミン散布像．表面に溝を有しているが顆粒状変化とはいえず，発育型としてはLST-NGのうち扁平隆起型と記載される（→）．本病変は，内視鏡的切除の結果SM浸潤（100μm）を認めた．

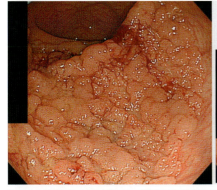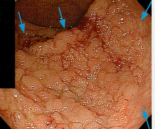

図19 Ⅱa＋Ⅰs（早期癌）

結節が集簇した形態を示す腫瘍（→）であり，結節のサイズは一部で大きなものが混在している．

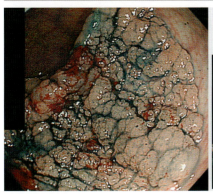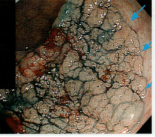

図20 Ⅱa＋Ⅰs（早期癌，tub1，T1b（3,000μm），ly0，v0）

図19と同一症例のインジゴカルミン散布像．発育型としてはLST-Gのうち結節混在型と表記される．同病変は結節の丈の高い部分でSM浸潤（3,000μm）を示していた（→）．

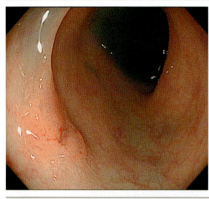 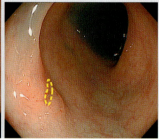

図21　Ⅱc（早期癌）

ひだの上に小陥凹（黄色破線）を認める．

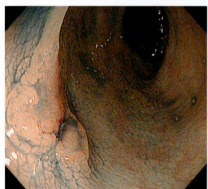 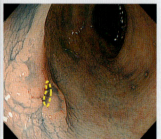

図22　Ⅱc（早期癌，tub1，T1b（1,900μm），ly0，v0）

図21と同一症例のインジゴカルミン散布像．辺縁が軽度反応性に隆起し，中心部に浅い陥凹（黄色破線）を認める．中心にびらんを形成しややひきつれている．本症例は，内視鏡的切除の結果SM浸潤（1,900μm）を認めた．

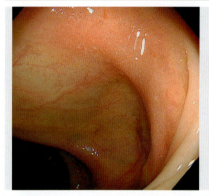 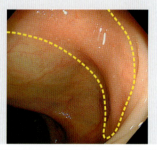

図23　Ⅱc（早期癌）

血管透見像の消失した発赤部位（黄色破線）として認識される．

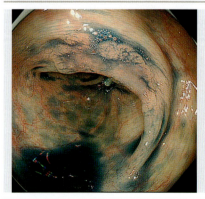 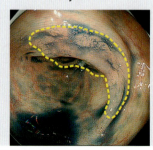

図24　Ⅱc（早期癌，tub1，tis，ly0，v0）

図23と同一症例のインジゴカルミン散布像．中心に浅い陥凹を有している（黄色破線）ことが明瞭になる．送気でひだはよく伸びており，腫瘍に硬さはない．本症例は，内視鏡的切除の結果M癌であった．

②腺腫・大腸癌—表面構造所見・腫瘍形態を中心に—

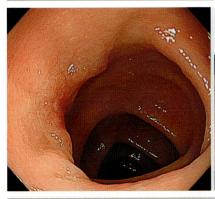
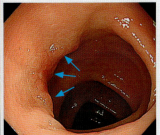

図25　Ⅱc（早期癌）

ひだ上に発赤陥凹面（→）を認める．わずかにひだの変形が確認できる．

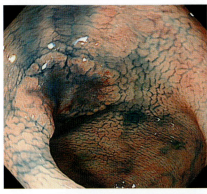
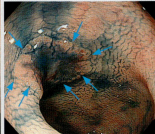

図26　Ⅱc（早期癌，tub1, tis, ly0, v0）

図25と同一症例のインジゴカルミン散布像．陥凹面（→）が明瞭となる．本症例はM癌であった．

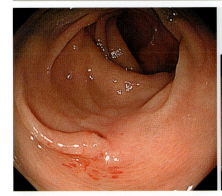
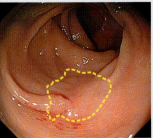

図27　Ⅱc（腺腫）

ひだの集中を認め，中心部に淡い発赤調の浅い陥凹（黄色破線）を認める．

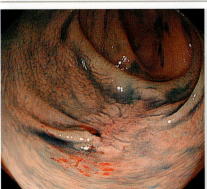
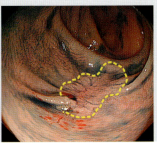

図28　Ⅱc（腺腫）

図27と同一症例のインジゴカルミン散布像．浅い陥凹面（黄色破線）が明瞭になる．

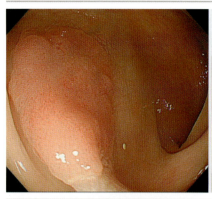
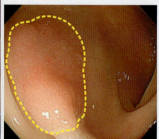

図29　Ⅱa＋Ⅱc（早期癌）

発赤調の平坦型隆起（黄色破線）を認める．

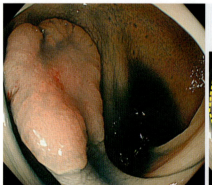
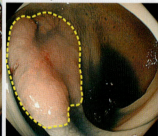

図30　Ⅱa＋Ⅱc（早期癌，tub1，T1a（700μm），ly0，v0）

図29と同一症例のインジゴカルミン散布像．中心に浅い陥凹が確認できるが，全周性に境界線を引くことがやや困難である（黄色破線）．発育型としてはLST-NGのうち偽陥凹型と表現される．切除の結果，深達度SM700μmのpT1a，早期大腸癌であった．

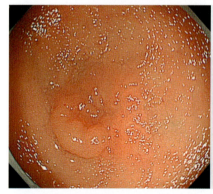
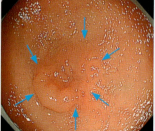

図31　Ⅱa＋Ⅱc（早期癌）

発赤した隆起の中心に陥凹（→）を認める．

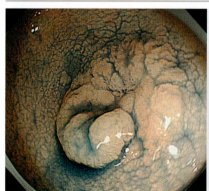
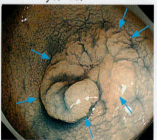

図32　Ⅱa＋Ⅱc（早期癌，tub1，T1a（600μm），ly0，v0）

図31と同一症例のインジゴカルミン散布像．中心部は陥凹しているが，全周性に境界を引くことはやや困難である（→）．本症例は，内視鏡的切除の結果SM浸潤（600μm）であった．

②腺腫・大腸癌―表面構造所見・腫瘍形態を中心に―

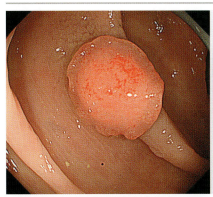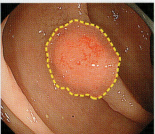

図33 Ⅰs＋Ⅱc（早期癌）

発赤の強い隆起性病変（黄色破線）であり，中央部に陥凹を有する．中央部はやや緊満している．

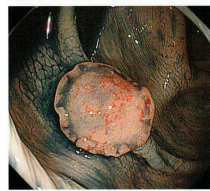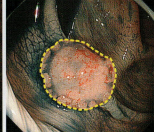

図34 Ⅰs＋Ⅱc（早期癌，tub1＞tub2，T1b（2,000μm），ly0，v0）

図33と同一症例のインジゴカルミン散布像．中心部の陥凹は境界明瞭である（黄色破線）．本症例はSM 2,000μmの粘膜下層浸潤を認めた．

Ⅲ. 大腸

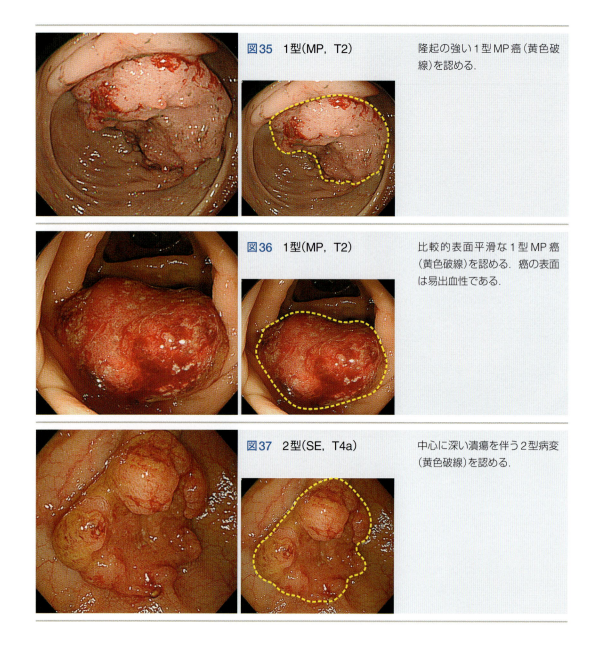

図35　1型(MP, T2)　　隆起の強い1型MP癌(黄色破線)を認める.

図36　1型(MP, T2)　　比較的表面平滑な1型MP癌(黄色破線)を認める. 癌の表面は易出血性である.

図37　2型(SE, T4a)　　中心に深い潰瘍を伴う2型病変(黄色破線)を認める.

c. 進行癌

- 定義：癌の深達度が固有筋層以深のもの.
- 前述のごとく，大腸癌は0〜5型に分類され，そのうち進行癌は1〜5型が該当する.

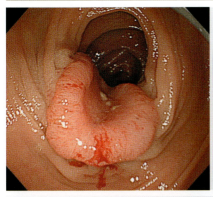 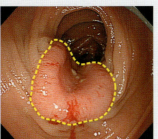

図38 2型(SS, T3) 立ち上がりが急峻で，中心に潰瘍局面を有する2型病変(黄色破線)を認める．

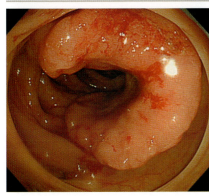 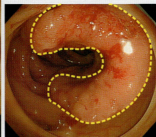

図39 2型(SE, T4a) 亜全周性の2型病変(黄色破線)を認める．

1) 腫瘍の形態分類（肉眼的分類）

- 潰瘍限局型（2型）癌が圧倒的に多く（80％以上），次いで腫瘤型（1型）癌が多い．
- 潰瘍浸潤型（3型）癌や，びまん浸潤型（4型）癌は少ない．
- びまん浸潤型はきわめて少ない．
- 実際にみるびまん性の癌の大部分は胃癌，乳癌などからの転移性大腸癌である．
- 大腸原発のlinitis plastica型癌は直腸S状結腸にみられ，腸間膜脂肪織炎，放線菌症，転移性大腸癌との鑑別が重要になる．壁の硬化・不整のパターンが鑑別点となる．
- 進行癌の分布：大腸癌は直腸，S状結腸に圧倒的に多く，上行結腸，盲腸にも比較的多い．表面積比からは横行結腸に癌は極端に少ない．
- 大腸癌は高齢者に多い．
- 症状：右半結腸では便が液状で腸内腔が広いため狭窄症はなく，また血便に気づくことも遠位大腸に比べて少ないため，一般的にかなり進行してから発見される．
- 患者が腫瘍に気づくきっかけとしては，原因不明の貧血・腹痛などが検査の糸口となることが多い．
- 遠位大腸では便は硬く内腔が狭いので，早期に狭窄や出血症状が出現する．

2）進行癌の内視鏡所見

- 浸潤癌と診断できるのは，粘膜下層の癌が露出している所見（癌化びらん）が最も確実．
- 進行癌を内視鏡的に癌と診断することは，一部の所見のみからでもきわめて容易である．潰瘍形成，脆弱性，易出血性などの所見から診断に至ることができる．
- 病変の全体を観察することは困難なことが少なくない．しかし一部の観察のみでも癌と診断を下すのは容易である．
- 大きな良性腺腫（結節集簇様病変）が癌化した場合，良性部分のみが観察されて，癌と診断できないことがある．
- 狭窄が強いときは，癌の本体がみえないか，みえにくい．
- 2型進行癌の深達度は，大きさにほぼ比例する．
- 2cm以下の小さな癌は，表面型起源のものが多い．
- 進行癌の深達度の指標としては，病変の大きさ，潰瘍の深さ，病変の硬化・変形所見～狭窄の程度，などがある．

③ポリープ

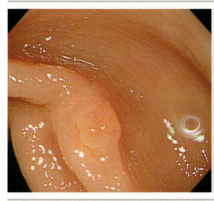
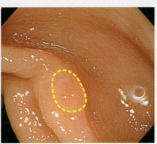

図1 過形成性ポリープ 周囲と同色調の表面平滑なポリープ（黄色破線）を認める．

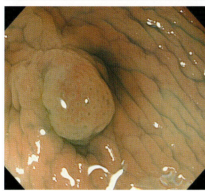
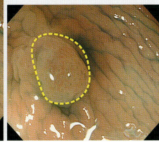

図2 過形成性ポリープ 図1と同一症例のインジゴカルミン散布像（黄色破線）．表面にⅠ型pitと思われる円形の腺開口部を認める．

- ポリープとは境界のくっきりした，消化管内腔へ突出する隆起一般を指す．
- 大腸ポリープの形，表面色調は，基本的にはそのポリープの大きさに関連する．組織型とも関係が深い．
- 良性のものは小さいうちは半球状で，大きくなるに従って亜有茎性，有茎性になる．大きくなるほど表面の性状は多彩になる．
- 大腸ポリープのうち主なものは，腺腫，早期癌，若年性ポリープである．
- 上記以外でも，大部分の大腸腫瘍は少なくとも一部あるいはある時期にポリープという形態をとる．

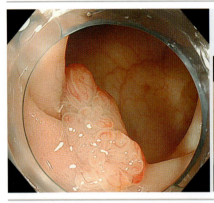
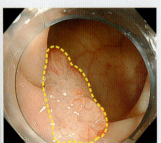

図3 鋸歯状腺腫　松毬状の特徴的な表面構造(黄色破線)を認める.

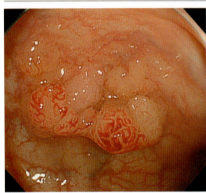
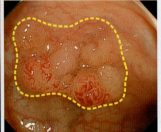

図4 鋸歯状腺腫(腺腫混在型)　松毬状の表面構造と，通常の腺腫の表面構造が混在している(黄色破線).

a. 腺腫

- 大腸腺腫は組織学的に4つの亜型に分類される．いずれの亜型も隆起(ポリープ)型をとり得る．
  1)管状腺腫 tubular adenoma，2)管状絨毛腺腫 tubulo-villous adenoma，3)絨毛腺腫 villous adenoma，4)鋸歯状腺腫 serrated adenoma (SA)
- 鋸歯状腺腫は過形成性ポリープ hyperplasia polyp (HP) の腺管に類似した鋸歯状異型腺管からなる腺腫の一亜型である．
- 腫瘍腺管が鋸歯状の構造であるが，HPと異なり杯細胞が少なく，腺管密度が高く芽出像あるいは異所性腺窩 ectopic crypt formation (ECF) と呼ばれる組織像を呈する．
- 無茎性鋸歯状腺腫/ポリープ sessile serrated adenoma/polyp (SSA/P) は，右側結腸に好発する扁平〜無茎性の過形成様病変で，鋸歯状腺腫 traditional serrated adenoma (SA) と過形成病変との境界病変として注目されている．
- 組織学的には，①陰窩の拡張，②陰窩の不規則分枝，③陰窩底部の水平方向への変形(逆T字，L字型)のうち2因子以上を病変の10%以上の領域に認めるものと定義される．
- serrated-pathwayを通じて癌化するとされ，深部結腸の前癌病変として注目されているが，その発癌リスクがどれほどかについては今後の検討が必要である．

③ポリープ

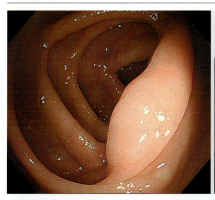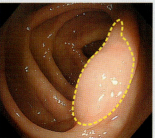

図5　SSA/P　上行結腸に白色の扁平隆起性病変（黄色破線）を認める．

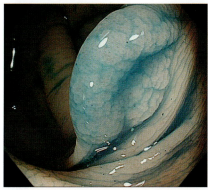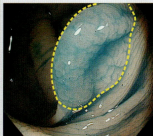

図6　SSA/P　図5と同一症例のインジゴカルミン散布像（黄色破線）．表面は粘液が豊富で光沢のある外観を呈する．腺腫でみられる管状の表面構造ではなく，小円形の腺管開口部を認める．

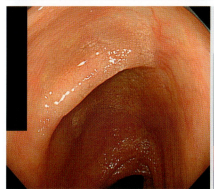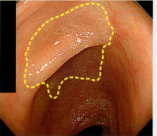

図7　SSA/P　上行結腸に白色で，やや顆粒状変化の目立つ扁平隆起（黄色破線）を認める．

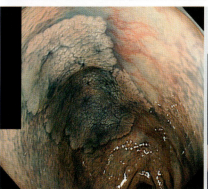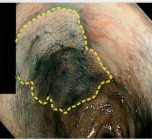

図8　SSA/P　図7と同一症例のインジゴカルミン散布像（黄色破線）．表面は粘液が豊富でありインジゴカルミンののりが悪い部分がある．

Ⅲ．大腸

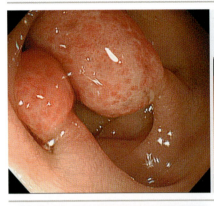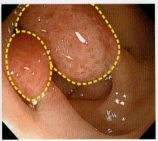

図9　若年性ポリープ　発赤の強い頭部を持ち，全体に腺管開口部が疎である（黄色破線）．

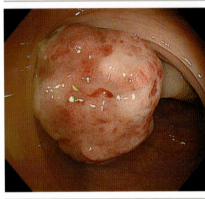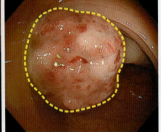

図10　若年性ポリープ　頭部に発赤が強く，腺管開口部の密度が粗である（黄色破線）．

b．若年性ポリープ

- 有茎性のことが多く，表面は平滑で密度の疎なⅡ型 pit pattern を呈し，びらん・発赤を伴うことが多い．
- 幼小児に好発するため，若年性の名称が与えられているが，成人にみられることもある．
- 癌化はほとんどないが，大きなものでは腸重積の原因になり得るため，内視鏡的切除が望ましい．
- 一般に遺伝性はない．
- 組織学的には異型性の乏しい非腺腫性上皮の腺管増生からなり，小囊胞〜大囊胞状拡張腺管，浮腫と炎症細胞浸潤を伴う豊富な間質を伴っている．
- この広い間質にはPeutz-Jeghers型ポリープにみられるような粘膜筋板からの樹枝状分岐は認めない．
- 炎症が高度で粘膜筋板からの樹枝状分岐を認めないため，自然脱落しやすい．

④ポリポーシス

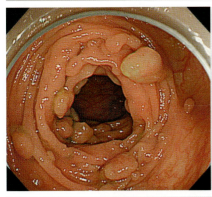
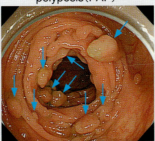

図1 家族性大腸腺腫症 familial adenomatous polyposis(FAP)

ほぼ同じ大きさのポリープ(→)が密集している．

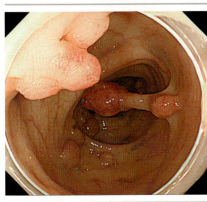
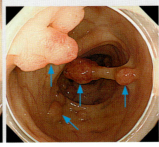

図2 家族性大腸腺腫症

有茎性のものも含め，ポリープ(→)が多発している．

- ポリープ個数が100以上のものをポリポーシスという．
- 100以下でも，多くのポリープが密集しているとき，習慣的にポリポーシスという（例：炎症性ポリポーシス）．

a. 家族性大腸腺腫症 familial adenomatous polyposis(FAP)

- 100個以上，ときに数千個の腺腫が発生する．
- 病変の数が比較的少ない attenuated type もある．
- APC遺伝子変異によって多数の大腸腺腫・腺癌が生じる常染色体優性遺伝疾患である．
- 大腸全域にびまん性に分布することが多いが，ある区域に比較的限局することもある．
- 高率に癌化する．一般癌年齢より若年で癌化する．

b. 若年性ポリポーシス

- 若年性ポリープと同じ組織型のポリープが多発する．
- 遺伝性のものと，非遺伝性のものとがある．
- ポリープ密度はFAPより低く，数十〜数百個程度である．
- 全消化管，特に胃に若年性ポリープが発生する症例もある．
- 一部のポリープは腺腫か腺腫への移行型であることがある．

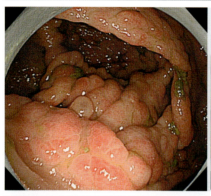 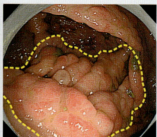

図3 Cronkhite-Canada症候群　びまん性の小隆起(黄色破線)を認める．隆起の表面は過形成様で平滑である．

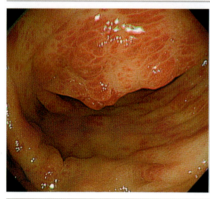 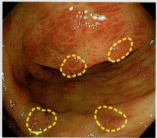

図4 Cronkhite-Canada症候群　びまん性の小隆起(黄色破線)を認める．浮腫状の間質を反映し，発赤調で表面平滑な過形成様隆起である．

c. Cronkhite-Canada症候群

- 食道を除く全消化管にポリポーシスがみられる．胃が最も高頻度で，大腸はこれに次ぐ．
- ポリープの形は多彩(半球状，亜有茎，有茎，不整形の隆起)．隆起せず平坦で発赤のみのこともある．
- ポリープは非腫瘍性で，組織像は若年性ポリープに類似している．
- 外胚葉系の異常(爪萎縮，皮膚色素沈着，脱毛など)を伴う．
- 消化管蛋白漏出症を高率に合併する．
- ステロイド療法によりポリープは縮小，消失することがあるが長期間を要する．まれに癌化する例もある．

d. cap polyposis

- Williamsらが，1985年に"inflammatory cap polyps"として最初に報告した．
- ポリープはタコイボ状の形態で表面は浮腫・発赤・びらん状であり，組織学的に膿性線維素性滲出物と炎症性肉芽腫で覆われることが特徴である．
- 時に，発赤した平坦状形態(LST-NG類似)をとる．
- 粘膜脱症候群 mucosal prolapsed syndrome(MPS)との異同が問題となっている．

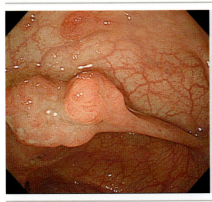
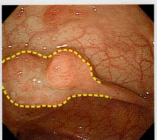

図5 Peutz-Jeghers症候群　結節分節状の有茎性ポリープ（黄色破線）を認める．腺腫に特徴的な管状のⅢL pit様の表面構造がみえない．

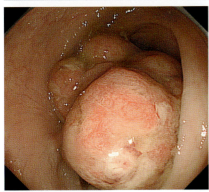
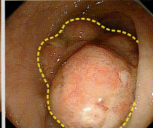

図6 Peutz-Jeghers症候群　比較的巨大な分節状のポリープ（黄色破線）を認める．

e. Peutz-Jeghers症候群

- 消化管ポリポーシスと口唇などへの色素沈着を認める常染色体優性遺伝疾患である．
- 小腸を中心に，食道を除く全消化管にポリープが多発する．
- ポリープは樹枝状に分枝する粘膜筋板が特徴的な過誤腫性ポリープである．
- ポリープ自体は非腫瘍であるが，消化管や膵臓・子宮などの癌合併を認めることがある．

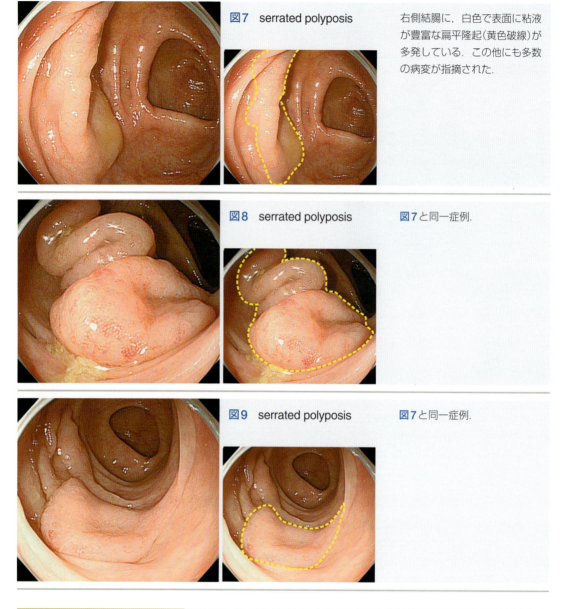

図7 serrated polyposis　右側結腸に，白色で表面に粘液が豊富な扁平隆起（黄色破線）が多発している．この他にも多数の病変が指摘された．

図8 serrated polyposis　図7と同一症例．

図9 serrated polyposis　図7と同一症例．

f. serrated polyposis

- かつては，hyperplastic polyposisとして知られていた病態である．
- WHOの定義では①S状結腸の近位に5個以上の鋸歯状ポリープを認め，そのうち10mm以上の病変が2つ以上ある，②serrated polyposisの家族歴があり，S状結腸の近位に鋸歯状ポリープを認める，③全結腸に，サイズを問わず20個を超える鋸歯状ポリープを認める，のいずれかの条件を満たせばserrated polyposisと診断される．
- 大型の病変は右側結腸に多く，10mmを超える鋸歯状病変は発癌リスクを有するとされている．

g. Cowden病

- 皮膚病変(小丘疹，角化性丘疹)，口腔の乳頭腫などを合併する消化管のポリポーシス．
- 常染色体優性で，多臓器に悪性腫瘍が発生する．
- ポリープは全消化管(特に食道，胃)に存在する．
- 白色の小さな隆起が多発し，大きさは数〜5mm大で大小不同である．

h. 炎症性ポリポーシス

- 各種大腸炎に伴うが，潰瘍性大腸炎で最も高頻度，高密度にみられる．
- 形は多彩で半球状，ひも状，茎状のことが多い．
- 背景粘膜は萎縮が強い．

i. その他

- 以上のほかにも悪性リンパ腫，腸管嚢腫状気腫症，リンパ濾胞増殖症，neurofibromatosis などはポリープ，もしくはポリープ様隆起が多発する疾患として知られている．

⑤粘膜下腫瘍

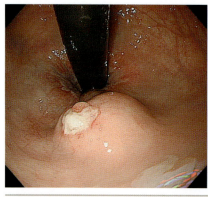 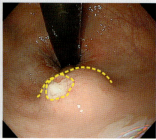

図1　GIST

直腸Rbに，頂部に潰瘍形成を伴う粘膜下腫瘍submucosal tumor(SMT)(黄色破線)を認める．

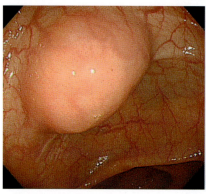 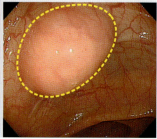

図2　GIST

表面平滑な弾性硬のSMT(黄色破線)を認める．

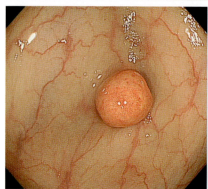 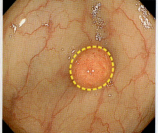

図3　平滑筋腫(粘膜筋板由来)

平滑筋腫を認める(黄色破線)．一見発赤調のポリープ様であるが，表面は正常粘膜であることがわかる．

- 通常，腸壁の上皮以外の組織より発生する腫瘍である．
- 大腸では脂肪腫やGISTが多い．そのほかに良性リンパ濾胞性ポリープ，リンパ管腫，血管腫などがみられる．
- 多くは無症状であるが，大きくなると出血や腸重積の原因になる．

a. 消化管間葉系腫瘍　gastrointestinal mesenchymal tumor(GIMT)

- GIMTは以下の三つに大別される．
  1) gastrointestinal stromal tumor(GIST)
  2) 平滑筋性腫瘍
  3) 神経性腫瘍
- 上記のいずれも，固有筋層から発生した粘膜下腫瘍として認識されるが(EUSでは第4層)，内視鏡を含めた画像診断での鑑別は通常困難である．
- 小さいものは正常粘膜に被われた半球状隆起の形状をとるが，大きくなると潰瘍形成をみることがある．
- 発育方向により，管内発育型，管外発育型，両側発育型(亜鈴型)に分けられる．

1) GIST
- GISTは，c-kitレセプター型チロシンキナーゼ(KIT)を発現し，*c-kit*遺伝子の機能獲得性突然変異が高頻度に認められる．
- GISTは胃に最も多くみられ(60〜70％)，次いで小腸(20〜30％)，大腸(5％)，食道(5％以下)がそれに続く．
- GISTはKIT陽性例がほとんどであるが，KIT陰性例でもCD34陽性あるいはDOG1陽性で診断される例もある．
- 大腸のGISTは直腸に多い．
- 腫瘍径5cm以上のGISTは外科的切除の適応である．
- 2〜5cmのGISTでも切除後に転移や再発をきたす例がある．
- GISTのリスク評価は，腫瘍径・核分裂像・原発部位・腫瘍破裂の因子を加味して行われる．

2) 平滑筋性腫瘍
- 平滑筋性腫瘍は粘膜筋板または固有筋層より発生する腫瘍である．粘膜筋板由来の平滑筋性腫瘍は，Ispポリープ様の形態をとる．
- 平滑筋性腫瘍はKIT陰性であり，α-SMA，desminが陽性である．

3) 神経性腫瘍
- 神経性腫瘍の多くは神経鞘腫であり，von Recklinghausen病で腸管に発生する．顆粒細胞腫は粘膜下層に発生する．S-100タンパク陽性であり，KIT，CD34陰性である．
- 粘膜内に発生する神経鞘腫の例もある．

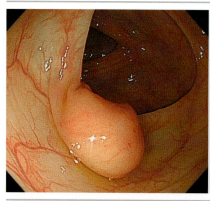
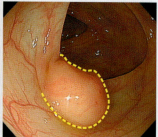

図4　脂肪腫　光沢感のある正常上皮に覆われたSMT（黄色破線）を認める．鉗子で押すと柔らかい（cushion sign陽性）．

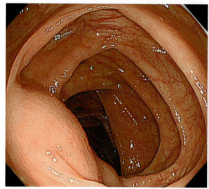
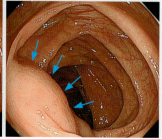

図5　リンパ管腫　cushion sign陽性のSMT（→）を認める．EUSでは第3層を中心に隔壁を有する囊胞様低エコーを認めた．

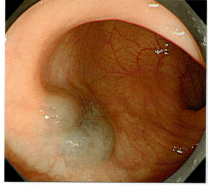
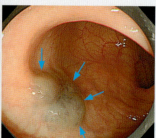

図6　血管腫　暗青色のSMT（→）を認める．本症例はblue rubber bleb nevus syndromeであった．

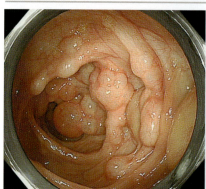
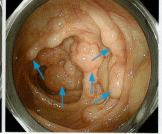

図7　腸管囊胞状気腫症　透明感のあるSMT（→）が多発している．

b. 脂肪腫　lipoma

- 粘膜下層の脂肪組織より発生する．
- 好発部位：結腸，特に右側結腸・回盲弁近傍である．
- 正常大腸粘膜に被われた半球状～球状（有茎性のこともある）隆起である．
- 表面は平滑で通常黄色調を呈するが，蠕動などの物理的刺激で発赤調を呈することもある．
- 軟らかく，鉗子で押すとへこむ（cushion sign）．
- EUSでは第3層を主座とした高エコー腫瘤として描出される．
- 大きくなると血行障害が起こり，その結果，びらん・潰瘍が生じ，出血の原因になる．
- 通常無症状であるが，大きく（3～10cm）なると腹痛，下血，便通異常，腸重積などが生じる．

c. 良性リンパ濾胞性ポリープ

- 成熟し，胚中心の明らかなリンパ濾胞の集合が正常粘膜に被われたもの．
- 盲腸や直腸に多く，単発で球形ないし半球形である．
- 小さいものが多いが，1cmに達することもある．
- rectal tonsilともいう．

d. リンパ管腫　lymphangioma

- 単房性ないし多房性のリンパ管内皮に被われた空間にリンパ液を満たす腫瘍である．
- 組織学的には単純性，海綿状，嚢胞性の3つに分類される．
- 内視鏡的には半球状～不整分葉広基性の無茎性隆起として観察される．
- 表面平滑であるが，中央部が陥凹していることが多い．
- 脂肪腫と同じくcushion sign陽性である．
- 脂肪腫ほど黄色くはないが，黄色を帯びることがある．白～灰白色のこともある．

e. 血管腫　hemangioma

- まれな疾患で，大腸では直腸に最も多く，次いでS状結腸にみられる．
- 限局性の隆起（毛細血管性血管腫）とびまん性病変（海綿状血管腫）とに大別できる．中間のタイプもある．

f. 腸管嚢胞状気腫症　pneumatosis cystoides intestinalis（PCI）

- ガスによる嚢胞が腸壁に多発するまれな疾患である．
- 成因については，細菌説，機械説，化学説などがある．
  1) 細菌説：ガス産生性の嫌気性菌の感染によるもの．
  2) 機械説：狭窄によって消化管内圧が上昇し，管内のガスが粘膜の裂隙より入り込んだり，肺胞の裂隙から侵入したガスが縦隔を経由し，腸管壁に至る．
  3) 化学説：トリクロロエチレンに慢性的に接している者に多発している．

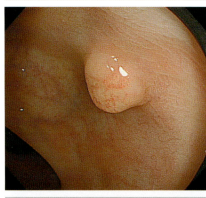
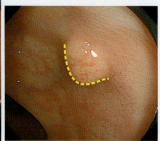

図8 神経内分泌腫瘍，カルチノイド（NET G2）

直腸Rbに，正常上皮に覆われたSMT様であるが，頂部に血管増生の目立つ6mm程度の腫瘤（黄色破線）を認める．

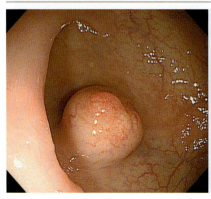
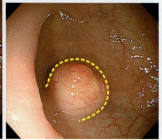

図9 神経内分泌腫瘍，カルチノイド（NET G1）

直腸に，SMT様の隆起（黄色破線）を認める．頂部には血管増生を認め，やや黄色調である．

- 腹部の単純X線像で，ぶどう房状の円形のガス像が集まっている．
- 内視鏡では，粘膜下腫瘍のように観察される表面は平滑で，血管透見像や発赤がみられる．

g. 神経内分泌腫瘍，カルチノイド（NET G1，G2）

- WHO分類におけるneuroendocrine tumor（NET G1，G2）に相当する概念である（**表1**）．
- 内分泌細胞に分化した低悪性度腫瘍であり，均一な細胞が索状配列を示す．
- 大腸において，カルチノイド腫瘍の好発部位は下部直腸・虫垂である．
- カルチノイド腫瘍は，癌腫と比べると発育速度が非常に遅く，転移能は低いため，癌より良性の経過をとる．

表1 消化管NET（神経内分泌腫瘍）のWHO分類2010

分類/グレード	Ki-67指数	核分裂像数（/10HPF）	特徴
NET G1	≦2%	<2	高分化型で増殖能は低く，低-中悪性度
NET G2	3〜20%	2〜20	カルチノイド腫瘍と呼ばれる場合もある
神経内分泌癌（NEC）	>20%	>20	低分化型で増殖能が高く，高悪性度である 小細胞癌あるいは大細胞癌に分けられる

カルチノイド腫瘍の特徴
- 半球状隆起(通常 1cm 以下)で,表面平滑である.ときに中央に陥凹がある.
- まれに潰瘍型腫瘍となる.
- 全体の印象は粘膜下腫瘍である.
- 表面色調は周囲粘膜と同じか,黄色を帯びる.表面に血管像が明瞭にみられる.
- 中心陥凹や決潰を伴わない径 1cm 以下の病変で,脈管侵襲を伴わないものであれば転移はきわめてまれである.
- 緩徐な発育をするため,内視鏡治療後は,局所再発や転移に関して(癌よりも)長期にわたって十分な経過観察を行う必要がある.
- カルチノイド腫瘍は粘膜下腫瘍様の形態をとり,通常,粘膜下腫瘍として取り扱われることが多いが,組織発生学的には,粘膜固有層深部から発生する上皮性腫瘍である.

⑥悪性リンパ腫

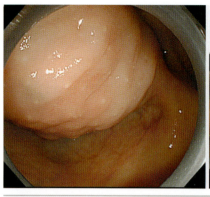 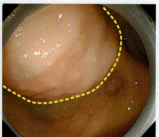

図1　悪性リンパ腫（隆起型）

表面平滑なSMT様概観を呈する悪性リンパ腫を認める（黄色破線）．生検でDLBCLとBurkittリンパ腫の中間形質と診断された．

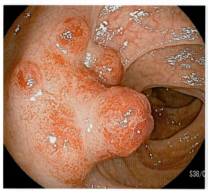 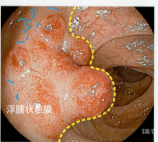

図2　悪性リンパ腫（隆起型）

上行結腸に多結節性の発赤の強い隆起（黄色破線）を認める．基部の粘膜はやや浮腫状で粘膜下腫瘍様の変化を伴う．浮腫状粘膜内にはやや拡張し蛇行した血管を認める（青色線）．生検ではDLBCLであった．

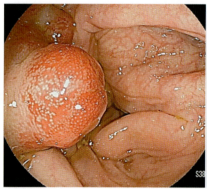 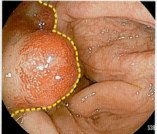

図3　悪性リンパ腫（隆起型）

表面は発赤が強く，非腫瘍性pit（黄色破線）が観察される．生検ではDLBCLであった．

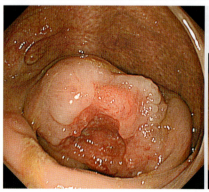 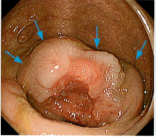

図4　悪性リンパ腫（潰瘍型）

一見2型進行癌のような様相であるが，隆起部粘膜は正常上皮であり，潰瘍部にも白苔は少ない．隆起自体も柔らかい．潰瘍辺縁の不整には乏しく，いわゆる「耳介様周堤」の所見を呈する（→）．生検では，DLBCLであった．

⑥悪性リンパ腫

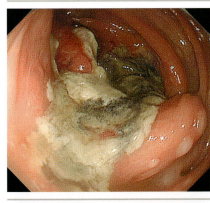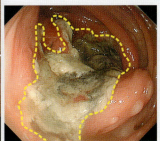

図5 悪性リンパ腫(潰瘍型) 回盲部を置き換えるように巨大な潰瘍性病変(黄色破線)を認める.生検ではDLBCLであった.

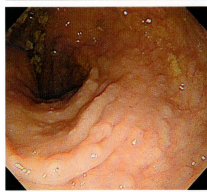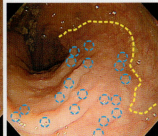

図6 悪性リンパ腫(びまん型) 境界の不明瞭な血管透見の低下した扁平隆起(黄色破線)を認める.内部にはリンパ濾胞と思われる小隆起(青色破線)が散在している.follicular lymphoma.

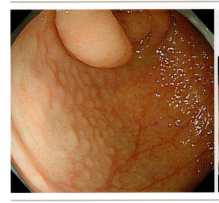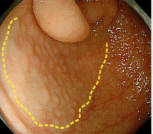

図7 悪性リンパ腫(びまん型) リンパ濾胞様の小顆粒状隆起(黄色破線)が多発している.濾胞性リンパ腫であった.

- 腸管悪性リンパ腫は,原発性(節外性)と全身性リンパ腫の部分症(二次性・続発性腸管リンパ腫)とがある.
- 腸管悪性リンパ腫では,MALTリンパ腫(malignant lymphoma of mucosa-associated lymphoid tissue;MALToma)・びまん性大細胞型B細胞リンパ腫(diffuse large B-cell lymphoma;DLBCL)・濾胞性リンパ腫の頻度が高い.
- 原発性悪性リンパ腫は粘膜のリンパ組織より発生する.
- ほとんどがnon-Hodgkinリンパ腫で,Hodgkin病はきわめてまれである.
- 好発部位は,終末回腸から盲腸にかけての部位と直腸である.
- しばしば多発し,腸管と胃の両方に病変を認めることもある.

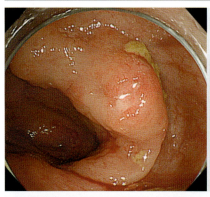
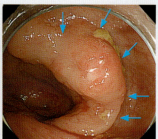

図8 悪性リンパ腫（隆起型）

周囲隆起粘膜は正常上皮であり，比較的柔らかいSMT様所見を呈している（→）．生検の結果MALTリンパ腫と判明した．隆起型の悪性リンパ腫としてはDLBCLとの鑑別が必要である．また腸管MALTリンパ腫では潰瘍型を呈するものもある．

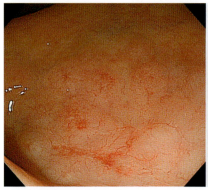
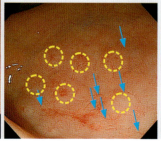

図9 悪性リンパ腫（びまん型）

背景粘膜内にやや拡張した血管（→）を認め，リンパ濾胞に一致した小隆起および頂部の浅いびらん（黄色破線）を認める．extranodal marginal zone lymphoma of MALT.

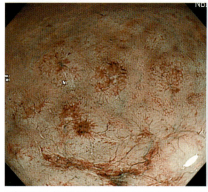
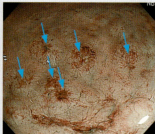

図10 悪性リンパ腫（びまん型）

image enhanced endoscopyにより，血管構造およびびらんが明瞭となる（→）．extranodal marginal zone lymphoma of MALT.

a. 内視鏡所見

- 腫瘍の少なくとも一部に粘膜下腫瘍の性格を有していることが多い．
- 潰瘍形成の有無にかかわらず，非潰瘍部に脆弱性，易出血性がない．
- 潰瘍やびらんの周囲に蚕食像を認めない．
- 潰瘍型では白苔が厚い．
- 線維化が少ないため，癌に比べて大きさのわりに軟らかい．
- 進行し粘膜下腫瘍の性格を全く失ったものでは，内視鏡による鑑別は困難である．

b. 組織分類

- B細胞性，NK/T細胞性に分類される．
- 消化管原発リンパ腫の大部分はB細胞性である．

c. 続発性リンパ腫の内視鏡所見

- 原発性と同じく，腫瘤型や潰瘍型が多い．
- 中心陥凹を伴う2～5mm大の微小SMT，あるいは扁平隆起が多発する．
- ATL(adult T-cell leukemia)の大腸病変は，肉眼的にびまん浸潤型，多発びまん浸潤型，多発結節型(ポリポーシス型)の3つに分類される．

①炎症性腸疾患

a. 炎症性腸疾患と大腸内視鏡検査

1）腸管の炎症性疾患における大腸内視鏡検査
- 下痢や血便といった有症状者において，腸炎が疑われるときに検査を行う．
- 炎症の有無，病変の形態学的特徴と部位，分布（直腸，左側結腸など），配列などの把握が重要である．
- 大腸の炎症性疾患は年齢，性別，病歴（薬剤の服用歴も重要），発症状況（食事内容，海外渡航の有無など），臨床経過，理学的所見などから診断名をある程度推測することが可能であり，大腸内視鏡検査に先立ち，十分な問診を行うことがきわめて重要である．
- 炎症性腸疾患 inflammatory bowel disease が疑われる場合は，まず侵襲の少なく簡便な体外式超音波検査などで炎症の局在性や程度を把握すると診断に役立つことが多い．
- 例えば，腹痛を伴うクローン病を疑い，体外式超音波検査で小腸病変を認める場合は，CT 検査や小腸 X 線造影検査を優先すべきである．
- 下血をきたしている患者の場合，まず，全身の循環動態が安定しているか否かを把握することで大腸内視鏡検査のタイミングが決まる．
- 血圧を含め全身状態の不安定な場合，安易に内視鏡検査を第一選択として行うべきではない．
- 現疾患の状態によっては内視鏡検査を禁忌とすべき病態もあり，詳細な病歴聴取や理学的所見などから，その適応を判断する必要がある．
- 緊急検査では，前処置が不十分となることが多い．

2）大腸内視鏡検査の適応
- 有症状（下痢，血便など）
- 炎症性腸疾患が疑われるとき
- 炎症性腸疾患の罹患から長期経過した症例（合併する癌に対するサーベイランス）

3）診断上重要な所見
- 直腸・肛門部から連続性の炎症があるか否か（病変の肛門側に正常部があるか）．
- 複数病変があるとき，正常にみえる中間部が組織学的にも正常か（左右相称性 symmetricity）．
- 潰瘍は正常粘膜に囲まれているか（discrete ulcer），発赤した粘膜に囲まれているか（inflammatory ulcer）．
- 潰瘍の方向（縦走，輪状，地図状）
- cobblestoning
- 瘻孔，痔瘻
- 狭窄
- 偽膜形成の有無

4）大腸内視鏡検査の禁忌
- 中毒性巨大結腸症，腸閉塞およびその疑い．

表1 炎症性腸疾患

潰瘍性大腸炎	放射線性腸炎	腸管嚢腫様気腫症
クローン病	大腸憩室炎	異所性子宮内膜症
腸管型Behçet病		
単純性潰瘍	腸間膜脂肪織炎	collagenous colitis
虚血性腸炎	急性出血性直腸潰瘍	diversion colitis
静脈硬化症	宿便性潰瘍	閉塞性腸炎
感染性腸炎（細菌感染症（感染性腸炎）の項参照）	粘膜脱症候群	慢性特発性偽性腸閉塞
薬剤性腸炎（NSAIDs起因性腸炎，偽膜性腸炎，薬剤性出血性大腸炎，免疫チェックポイント阻害薬による腸炎など）	cap polyposis	非特異性多発性小腸潰瘍症

5）大腸内視鏡検査を行わないほうが望ましい場合
- すでに診断のついた炎症性腸疾患症例で，経過中の腸炎症状がひどく増悪した場合．
- 他のmodalityによって，原因疾患の増悪が強く疑われる場合．

b. 炎症性腸疾患にはどのようなものがあるか

- 知らない疾患は診断ができないので，まず最初に炎症性腸疾患にはどのようなものがあるかを知り，疾患概念とその特徴を理解しておく必要がある．
- **表1**に主な炎症性腸疾患を示す．

c. 炎症の分類

1）原因による分類（小腸）
- 小腸の炎症性疾患の多くは終末回腸部を好発部位とするので，小腸炎は大腸内視鏡検査の適応である．最近では，バルーン内視鏡を用いて全小腸の内視鏡観察が可能である．

（1）非特異性炎症（原因不明）
- 非特異性潰瘍：単純性潰瘍，腸管型Behçet病，非特異性多発性小腸潰瘍症
- 潰瘍性大腸炎に伴うbackwash ileitis，術後小腸病変

（2）原因のわかっている炎症
- 各疾患の項を参照．

2）原因による分類（大腸）

（1）非特異性炎症（原因不明）
- クローン病（大腸型，小腸大腸型）
- 潰瘍性大腸炎
- 単純性潰瘍，腸管型Behçet病

（2）原因のわかっている炎症*
- 微生物（小腸，大腸）：→「大腸の内視鏡検査」表1（p39）参照．

- 薬剤による炎症：抗生物質（急性出血性大腸炎，偽膜性大腸炎），NSAIDs，抗癌剤，免疫チェックポイント阻害薬，塩化カリウム
- 放射線障害
- 血流途絶・減少：虚血性腸炎，静脈硬化症
- 粘膜脱症候群
- cap polyposis
- 急性出血性直腸潰瘍，宿便性潰瘍
- 憩室炎

＊原因のわかっている腸炎は急性，一過性の経過をとるものが多い．

3) 病変の分布・連続性でみた分類（大腸）

(1) びまん性
- 各種大腸炎がびまん性の病巣を示す．潰瘍性大腸炎（UC）は，通常直腸を含めてびまん性である．UCのほかに直腸を含めてびまん性病像を示し得るものとして，カンピロバクター腸炎，赤痢（細菌 orアメーバ），クローン病＊などがある．

＊クローン病でも直腸を含めて，病変がびまん性に，ときには全大腸にわたってみられることがある．

- なお，UCでは虫垂・盲腸病変がスキップして存在することがある．また，寛解の過程で活動性病変の大腸内分布が不連続になることもある．

(2) 区域性
- UC以外はすべてが区域性の分布を通例とする．
- 区域性分布が常態であるものに次のようなものがある．
  腸結核，細菌性腸炎，抗生物質による急性出血性腸炎，虚血性大腸炎，憩室炎，クローン病

(3) 潰瘍のみ
- 単純性潰瘍，Behçet病
- 急性出血性直腸炎，宿便性潰瘍

4) 好発部位からみた分類
- 各種大腸炎は，大腸のいかなる部位にも起こりうるが，その中にも好発部位がある．
- 直腸に好発するもの：潰瘍性大腸炎，粘膜脱症候群，急性出血性直腸潰瘍，宿便性潰瘍，赤痢（細菌 orアメーバ）＊，偽膜性大腸炎，放射線障害，cap polyposis

＊びまん性に分布するが直腸が近位大腸より炎症が強くなる．

- 直腸に病変の少ない，あるいはまれなもの：出血性大腸炎（抗生物質），虚血性大腸炎
- 右結腸・回盲部に好発するもの：腸結核，クローン病（直腸も含むことが少なくない），Behçet潰瘍，単純性潰瘍，細菌性腸炎（回盲部限局：エルシニア腸炎/腸チフス/パラチフス/腸炎ビブリオ，回腸から右結腸：病原性大腸菌で特にEHEC（Enterohemorrhagic *Escherichia coli*（腸管出血性大腸菌））/サルモネラ腸炎）

②腸管の炎症における内視鏡所見

a. 内視鏡所見の重要性

- 腸炎の所見は，基本的には「無名溝の乱れ，発赤，浮腫，びらん・潰瘍」であり，非特異的である．二次的な変化を含めた，これらの組み合わせがそれぞれの疾患の特徴となる．各疾患の所見の性状，存在区域，所見の組み合わせをしっかりつかむことが診断につながる．
- 個々の所見はもちろん重要であるが，それだけでは診断を確定できない．
- 所見の程度（強弱）よりも所見の有無が重要である．
- 最も重要なのは発赤（粘膜炎症）と潰瘍の関係および炎症の連続性である．

  潰瘍が発赤に囲まれている（inflammatory ulcer）．
  潰瘍が正常粘膜に囲まれている（discrete ulcer）．

- 病変と病変の介在粘膜が正常か否か（病変の連続性）が重要である．
  → 内視鏡による肉眼所見のみで判断せず，正常と思われる粘膜も必ず生検で所見の有無を確認する．
- 直腸病変や肛門病変の有無の確認は重要である．
- 潰瘍の方向性は診断上重要である．
  縦走傾向：クローン病，虚血性大腸炎
  輪状傾向：腸結核

b. 生検の意義

- 腸管の生検による組織所見のみでは，診断は確定しない．
- 臨床および内視鏡所見と併せて，初めて生検所見は意味をもってくる．
- 例えば，生検組織診断にて「潰瘍性大腸炎に矛盾しない」というコメントがなされるが，この病理組織所見は潰瘍性大腸炎でなくても認められる非特異的なものであり，臨床症状・画像所見から潰瘍性大腸炎でないことはよく経験される．
- 内視鏡検査担当医師は，何を目的に生検を採取したか明記して検体を病理に提出することが大切である．
- 内視鏡的に正常にみえても組織学的な炎症が存在し得るので，炎症の診断には生検が必要である．
- 特殊な所見の診断には生検が必須であり，検査担当医は疑っている診断名を組織検査依頼時に明記する必要がある（アミロイドーシス，粘膜脱症候群，cap polyposis，乾酪性または非乾酪性肉芽腫，アメーバ原虫，ウィルス感染症，GVHD，寄生虫など）

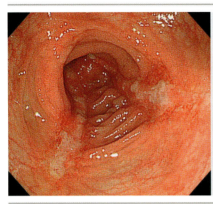
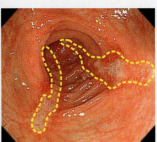

図1　縦走潰瘍　縦走する浅い潰瘍（黄色破線）を2条認め，その周囲粘膜は正常の血管透見を示す．

c. アフタ

- 定義：アフタとは正常粘膜に囲まれたごく小さな（5mm以下）びらんをいう．
- 潰瘍性大腸炎などのようにびまん性炎症にみられるびらん，小潰瘍はアフタとは呼ばない．
- 各種疾患の初期，あるいは治癒期に，散在性にあるいは多発性にアフタ様の潰瘍がみられる．
- 通常，主病変の辺縁部にみられる（とくにクローン病）．
- アフタのみを所見とするクローン病も存在する．
- 特定の原因が明らかではないがアフタが多発し，一過性に経過する疾患があり，アフタ様大腸炎と呼ばれる．

d. 縦走潰瘍の鑑別

- 潰瘍は多くの疾患において，小さいうちは円形であるが，ある程度以上の大きさになると方向性を持つ．多発するときも方向性を持つものがある．
- 方向性：① 縦走：クローン病，虚血性大腸炎
  　　　　② 輪状，帯状：腸結核
  　　　　③ 全く不規則：潰瘍性大腸炎，アメーバ赤痢
- クローン病：細長い潰瘍で正常粘膜に囲まれている．治癒過程で炎症性隆起を伴うことが多い．
- 粘膜脱症候群：主に直腸前壁の縦走潰瘍となり，幅広く浅い．
- 虚血性大腸炎：急性期が過ぎた時期に，縦走性（1～3本）を呈する．ときに全周性潰瘍がみられる．

e. 輪状潰瘍の鑑別

- 潰瘍が大きいとき，あるいは多発するとき，腸管の長軸に対して直角方向に発育するものがあり，輪状（太い場合をときに帯状）潰瘍という．
- 大腸では右側結腸の結核に多い．
- 結核では正常粘膜に囲まれた輪状潰瘍，あるいは小潰瘍の輪状配列がみられる．潰瘍は境

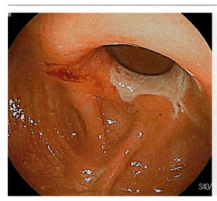
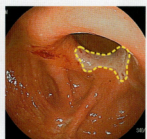

図2 輪状潰瘍　NSAIDsによる輪状潰瘍(黄色破線)を認める．

界明瞭でやや汚く，大きいものは下掘れ傾向がある．
- 虚血性大腸炎では，大きな潰瘍が全周性になることもある．
- 急性出血性直腸潰瘍は，主として下部直腸に輪状潰瘍が単発〜多発し，ときに全周に達するものがある．

f. 大腸炎と瘢痕

- 表在性の炎症(潰瘍性大腸炎，抗生物質関連腸炎，細菌性赤痢など)を除いて深い潰瘍をつくる大腸炎は，治癒するにつれ粘膜集中を伴った潰瘍瘢痕(偽憩室・狭窄)をつくる．
- 潰瘍性大腸炎でも強い炎症による線維化の強いものでは，瘢痕像がみられることがある．
- 右側結腸の結核治癒像は特徴的(瘢痕萎縮帯，偽憩室)で，内視鏡所見で診断が可能である．
- ほとんどの大腸炎は，内科的治療あるいは自然に治癒する．
- 治癒像は活動期以上に非特異的であり，その所見だけから確定診断することはむずかしい．しかし，臨床像や既往症状と併せれば，治癒像からある程度疾患を推測することができる．

g. 炎症性ポリポーシス

- 腸管に炎症が起こると，軽いもの(急性期には粘膜の発赤と浮腫のみで，治癒すると跡形もなく治る)を除いて，炎症が消退した後，なんらかの変化を残す．
- 炎症性ポリポーシス inflammatory polyposis(IP)は粘膜萎縮像，潰瘍瘢痕と並んで腸炎の治癒期にみられる最も普遍的な変化である．
- ある程度以上の強さの粘膜炎症があればIPが生じる．したがって非特異的変化である．
- 形：茎状(長，短)，半球状を呈する．
- 成因：① 潰瘍と残存粘膜の間に生じた高低差がそのままポリープとして表現される(形は多彩)．
　　　　② 肉芽が隆起する(多くは半球形，ときに大形)．
- 潰瘍性大腸炎：最も多く，かつ高密度である．
- クローン病：限局性に多発することがある．治癒あるいは治癒過程の潰瘍辺縁に多発する

Ⅲ．大腸

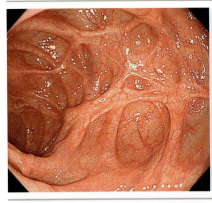
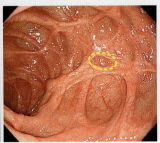

図3　潰瘍瘢痕　潰瘍性大腸炎による潰瘍瘢痕増で，一部に偽憩室（黄色破線）が形成されている．

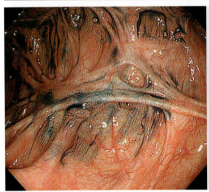
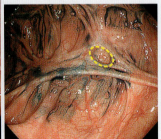

図4　潰瘍瘢痕　図3と同一症例．インジゴカルミン散布では，偽憩室の境界線（黄色破線）はより明瞭となる．

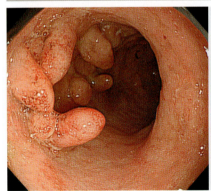
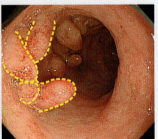

図5　炎症性ポリポーシス　潰瘍性大腸炎症例の寛解期．集簇する隆起性病変（黄色破線）を認め，周囲は血管透見が低下した，粗糙な粘膜に囲まれている．観察範囲で隆起表面に構造異形を認めない．

　ことが多い．
- Behçet病：回盲部に限局．散在時に密集する．
- 腸結核：炎症性ポリープを伴うことは少なく，クローン病との鑑別点の一つになる．
- 急性腸炎：あってもきわめてまれである（慢性化した場合にはありうる）．

③クローン病

- クローン病Crohn's disease(CD)は，口腔・食道から肛門までの消化管全域に病変が生じ得るが，回腸(特に終末部)と結腸に主病巣が存在することが圧倒的に多い．
- 胃・十二指腸にも病巣が存在するが，臨床的にはあまり問題がなく，主病変に進展することも少ない．ただし，胃の竹の節様外観は，クローン病診断の糸口になることがある．

a. 概念

- WHOのCouncil for International Organization of Medical Science(CIOMS)医科学国際組織委員会は，本症の名称をクローン病と決め，次のように定義した．
- 本疾患は原因不明で，主として若い成人にみられ，浮腫，線維(筋)症や潰瘍を伴う肉芽腫性炎症性病変からなり，消化管のどの部分にも起こりうる．
- 消化管以外(特に皮膚)にも転移性病変が起こることがある．
- Crohnの原著では，回腸末端をおかす(回腸末端炎)と記載されたが，その後，口腔から肛門までの消化管のあらゆる部位に起こりうることがわかった．
- 臨床像は病変の部位や範囲による．
- 発熱，栄養障害，貧血，関節炎，虹彩炎，肝障害などの全身性合併症が起こりうる．

b. 疫学

- 好発年齢：10歳代後半から20歳代に多い．
- 初診時のクローン病罹患部位：小腸型30％，小腸大腸型40％，大腸型20％．小腸型，大腸型とも，いずれは小腸大腸型になる．

c. 臨床症状

- 腹痛，下痢，体重減少，発熱などがよくみられる症状である．
- ときに虫垂炎に類似の症状，腸閉塞，腸穿孔，大出血で発症する．
- 腹部症状を欠き，肛門病変(痔瘻など)や発熱(不明熱)で発症することもある．

表1 クローン病の活動度評価項目とIOIBD assessmentスコアの求め方

1. 腹痛	6. 腹部腫瘤
2. 1日6回以上の下痢，あるいは粘血便	7. 体重減少
3. 肛門部病変	8. 38℃以上の発熱
4. 瘻孔	9. 腹部圧痛
5. その他の合併症	10. 血色素 10g/dl以下

1項目1点として計算する．
緩解：スコアが1または0で，赤沈値，CRPが正常化の状態にあるもの．
再燃：スコアが2以上で，赤沈値，CRPが異常なもの．

d. 形態学的特徴

- 初期は潰瘍主体の表層の病変であり，時間の経過とともに全層性の変化，すなわちcobblestone像，壁肥厚・狭窄，瘻孔形成がみられるようになる．
- 病巣の広がりかた，広がる方向に規則性はない(潰瘍性大腸炎は直腸から口側へ連続的)．
- 病変は非連続(skip, segmental)のことが多い．
- 潰瘍は正常粘膜に囲まれる(discrete ulcer)．大きくなると縦走する．

e. 組織学的特徴

- 腸壁の全層にわたる炎症 transmural inflammation(貫壁性または全層性炎症)．
  —初期あるいは病巣辺縁部では炎症が表層のみに止まることが少なくない．
- 粘膜層，特に上皮部分の炎症は，粘膜下層に比べて軽い(disproportionate inflammation 不均合炎症)．
- 粘膜下層の肥厚が高度：リンパ管拡張，浮腫，線維化，炎症性細胞浸潤．
  リンパ球集簇巣が，特に粘膜下層に多発する．
- サルコイド様肉芽腫の存在．
  肉芽腫は本症に必発するものではなく，切除例の40〜80％に認められるにすぎない．

f. クローン病の診断手順

表2 クローン病の診断手順

1) 主要事項
   (1) 好発年齢：10代後半から20代
   (2) 好発部位：大多数は小腸や大腸，またはその両者に縦走潰瘍や敷石像などの病変を有する．
   (3) 臨床症状：腹痛，下痢，体重減少，発熱などがよくみられる症状である．ときに腸閉塞，腸瘻孔(内瘻，外瘻)，腸穿孔，大出血で発症する．腹部不定愁訴も少なからず認められるが，腹部症状を欠き，肛門病変に伴う症状，不明熱，関節痛などで発症することもある．
   (4) 臨床所見
      A. 消化管病変
         [1] 腸病変：縦走潰瘍(注1)，敷石像(注2)，非連続性または区域性病変(skip lesion)，不整形〜類円形潰瘍，多発アフタ(注3)
         [2] 肛門病変：裂肛，cavitating ulcer(注4)，難治性痔瘻，肛門周囲膿瘍，浮腫状皮垂(edematous skin tag)，肛門狭窄など
         [3] 胃・十二指腸病変：多発アフタ，不整形潰瘍，竹の節状外観，ノッチ様陥凹，敷石像など
         [4] 合併症：腸管狭窄，腸閉塞，内瘻(腸−腸瘻，腸−膀胱瘻，腸−膣瘻など)，外瘻(腸−皮膚瘻)，悪性腫瘍(腸癌，痔瘻癌)
      B. 消化管外病変(二次的な合併症を含む)
         [1] 血液：貧血，凝固能亢進など
         [2] 関節：腸性関節炎，強直性脊椎炎など
         [3] 皮膚：口内アフタ，結節性紅斑，壊疽性膿皮症，多形滲出性紅斑など
         [4] 眼：虹彩炎，ブドウ膜炎など
         [5] 栄養代謝：成長障害，低蛋白血症，微量元素欠乏，ビタミン欠乏，骨障害など
         [6] その他：原発性硬化性胆管炎，血管炎，膵炎，胆石症，尿路結石症，肝障害，アミロイドーシスなど
   (5) 開腹時所見
      腸間膜付着側に認められる縦走する硬結，脂肪組織の著明な増生(creeping fat)，腸壁の全周性硬化，腸管

短縮，腸管狭窄，瘻孔形成（内瘻，外瘻），腸管塊状癒着，腸間膜リンパ節腫脹などが観察される．
(6) 病理学的所見
 A. 切除標本肉眼所見
  [1] 縦走潰瘍⟨注1⟩
  [2] 敷石像⟨注2⟩
  [3] 瘻孔
  [4] 狭窄
  [5] 不整形～類円形潰瘍またはアフタ⟨注3⟩
 B. 切除標本組織所見
  [1] 非乾酪性類上皮細胞肉芽腫（局所リンパ節にもみられることがある）⟨注5⟩
  [2] 全層性炎症⟨注6⟩
  [3] 局所性～不均衡炎症
  [4] 裂溝
  [5] 潰瘍
 C. 生検組織所見
  [1] 非乾酪性類上皮細胞肉芽腫⟨注5⟩
  [2] 不均衡炎症

⟨注1⟩ 基本的に4～5cm以上の長さを有する腸管の長軸に沿った潰瘍．虚血性腸病変や感染性腸炎で縦走潰瘍を認めることがあるが，発症や臨床経過が異なり，炎症性ポリポーシスや敷石像を伴うことはまれである．潰瘍性大腸炎でも縦走潰瘍を認めることがあるが，その周辺粘膜は潰瘍性大腸炎に特徴的な所見を呈する．
⟨注2⟩ 縦走潰瘍とその周囲小潰瘍間の大小不同の密集した粘膜隆起．虚血性腸病変でまれに敷石像類似の所見を呈することがあるが，隆起部分の高さは低く，発赤調が強い．
⟨注3⟩ 本症では縦列することがある．
⟨注4⟩ 肛門管から下部直腸に生じる深く幅の広い有痛性潰瘍．
⟨注5⟩ 腸結核などでも認められることがある．
⟨注6⟩ 主にリンパ球集簇からなる炎症が消化管壁全層に及ぶもの．

2) 診断の基準
 (1) 主要所見
  A. 縦走潰瘍⟨注7⟩
  B. 敷石像
  C. 非乾酪性類上皮細胞肉芽腫⟨注8⟩
 (2) 副所見
  a. 消化管の広範囲に認める不整形～類円形潰瘍またはアフタ⟨注9⟩
  b. 特徴的な肛門病変⟨注10⟩
  c. 特徴的な胃・十二指腸病変⟨注11⟩
確診例：
 [1] 主要所見のAまたはBを有するもの．⟨注12⟩
 [2] 主要所見のCと副所見のaまたはbを有するもの．
 [3] 副所見のa，b，cすべてを有するもの．
疑診例：
 [1] 主要所見のCと副所見のcを有するもの．
 [2] 主要所見のAまたはBを有するが潰瘍性大腸炎や腸管型ベーチェット病，単純性潰瘍，虚血性腸病変と鑑別ができないもの．
 [3] 主要所見のCのみを有するもの．⟨注13⟩
 [4] 副所見のいずれか2または1つのみを有するもの．

⟨注7⟩ 小腸の場合は，腸間膜付着側に好発する．
⟨注8⟩ 連続切片作成により診断率が向上する．消化管に精通した病理医の判定が望ましい．
⟨注9⟩ 典型的には縦列するが，縦列しない場合もある．また，3ヵ月以上恒存することが必要である．また，腸結核，腸管型ベーチェット病，単純性潰瘍，NSAIDs潰瘍，感染性腸炎の除外が必要である．
⟨注10⟩ 裂肛，cavitating ulcer，痔瘻，肛門周囲膿瘍，浮腫状皮垂など．Crohn病肛門病変肉眼所見アトラスを参照し，クローン病に精通した肛門病専門医による診断が望ましい．
⟨注11⟩ 竹の節状外観，ノッチ様陥凹など．クローン病に精通した専門医の診断が望ましい．

〈注12〉縦走潰瘍のみの場合，虚血性腸病変や潰瘍性大腸炎を除外することが必要である．敷石像のみの場合，虚血性腸病変を除外することが必要である．
〈注13〉腸結核などの肉芽腫を有する炎症性疾患を除外することが必要である．
3）病型分類
　本症の病型は縦走潰瘍，敷石像または狭窄の存在部位により，小腸型，小腸大腸型，大腸型に分類する．これらの所見を欠く場合やこれらの所見が稀な部位にのみ存在する場合は，特殊型とする．特殊型には，多発アフタ型，盲腸虫垂限局型，直腸型，胃・十二指腸型などがある．
　疾患パターンとして合併症のない炎症型，瘻孔形成を有する瘻孔形成型と狭窄性病変を有する狭窄型に分類する．

（平成28年度　改訂版　潰瘍性大腸炎・クローン病　診断基準・治療指針より）

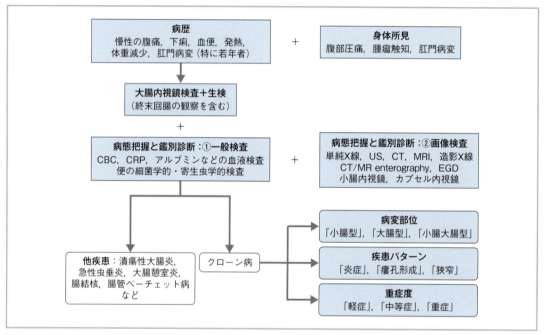

図1　クローン病の診断的アプローチ
（「日本消化器病学会（編）：炎症性腸疾患（IBD）診療ガイドライン2016，xxii，南江堂，2016」より許諾を得て転載）

g. 小腸クローン病と大腸クローン病の差

- 小腸クローン病では，長い縦走潰瘍（多くの場合，腸間膜側に10cm以上，ときには数十cmの長さ）を主体とした病変で，周囲粘膜に変化が乏しい．
- 大腸クローン病は多発潰瘍，cobblestone像を主体にした病変が多い．縦走潰瘍は比較的短く，かつ一直線ではない．

h. 潰瘍性大腸炎とクローン病の鑑別

表3　潰瘍性大腸炎とクローン病の鑑別

	潰瘍性大腸炎	クローン病
1. 好　発	直腸・下部結腸	結腸・下部回腸
全大腸	重症例ではしばしば	比較的まれ
直　腸	必ずおかす	異常ないことが少なくない
回　腸	まれ（あるときは大腸と連続）	
肛門病変	まれ	多い
上部消化管	異常なし	発赤，アフタ，粘膜粗糙，小隆起，竹の節状外観（胃上部）
2. 内視鏡	びまん性炎症	非連続炎症
潰　瘍	炎症粘膜に囲まれている	discrete
cobblestone像	－	＋
縦走潰瘍	浅くて不整形	深くて境界明瞭
粘膜出血	＋	－〜＋
狭　窄	多くは合併する癌	壁肥厚に伴う狭窄
3. 生　検		
サルコイド様肉芽腫	－	＋
異物肉芽腫	＋	＋
4. 症　状	下血，下痢	腹痛，下痢

i. 非特異性多発性小腸潰瘍とクローン病の鑑別

- 非特異性多発性小腸潰瘍はまれであるが，クローン病と鑑別を要する病態を有している．
- 回腸端末を除く下部回腸に，輪走ないし斜走する浅い（Ul-Ⅰ〜Ⅱ）潰瘍が多発する．
- 十二指腸や大腸にも病変を形成しうる．
- 潰瘍は平坦で幅を有し，正常部との境は，急峻かつ明瞭なdiscrete ulcerである．
- 炎症性変化は，潰瘍および潰瘍近傍の粘膜下層に限局している．
- 病理学的に線維化は少なく，毛細血管に富み，炎症細胞浸潤は軽く，炎症所見に乏しい．
- 臨床的には長期にわたる潰瘍からの出血と，それに基づく貧血，低蛋白血症を主徴とする．
- 栄養療法が有効である．
- 難治性で術後の再発率が高い．

j. 臨床的な活動性の評価

表4 CDAI(Crohn's Disease Activity Index)：クローン病活動性分類

1	過去1週間の水様または泥状便の回数	( )×2
2	過去1週間の腹痛（下記スコアで腹痛の状態を毎日評価し7日間を合計） 0＝なし，1＝軽度，2＝中等度，3＝高度	( )×5
3	過去1週間の主観的な一般状態（下記スコアで一般状態を毎日評価し7日間を合計） 0＝なし，1＝軽度，2＝中等度，3＝高度	( )×7
4	患者が現在持っている下記項目の数 1）関節炎/関節痛 2）虹彩炎/ブドウ膜炎 3）結節性紅斑/壊疽性膿皮症/アフタ性口内炎 4）裂肛，痔瘻または肛門周囲膿瘍 5）その他の瘻孔 6）過去1週間の37.8℃以上の発熱	( )×20
5	下痢に対してロペミンまたはオピアトの服薬 0＝なし，1＝あり	( )×30
6	腹部腫瘤 0＝なし，2＝疑い，5＝確実にあり	( )×10
7	ヘマトクリット(Ht) 男(47－Ht)　女(42－Ht)	( )×6
8	体重：標準体重　　100×(1－体重/標準体重)	( )×1
合　計		

CDAI 150以下：非活動期　　CDAI 150＜，＜450：活動期　　CDAI 450以上：非常に重症

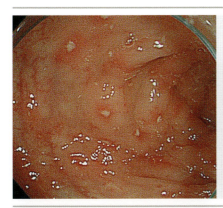
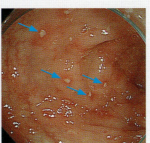

図1　アフタ

ほぼ正常な粘膜上に多数のアフタ様潰瘍(→)を認める.

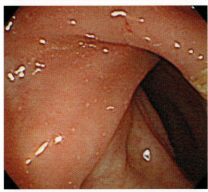
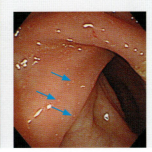

図2　アフタ

上記と同様であるがやや小さめのアフタ(→)が多発している.

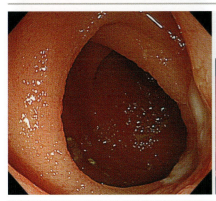
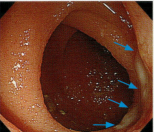

図3　小潰瘍(終末回腸部)

浅い類円形の潰瘍(→)を認める.

k. クローン病の内視鏡所見

1) アフタ，小潰瘍

- クローン病の初期病変は粘膜面の浅い潰瘍が主体である．
- 潰瘍は小さく，周囲粘膜は正常．
- アフタは通常周囲に発赤を伴い，やや大きめである．
- クローン病のアフタは縦に並ぶことが少なくない．
- アフタのみからなるクローン病の存在が知られている．

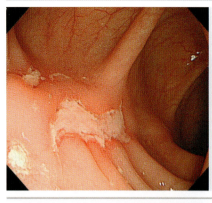 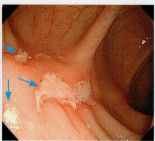

図4 小潰瘍（横行結腸）

縦走傾向のある小潰瘍（→）を認める．

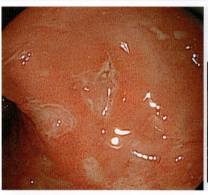 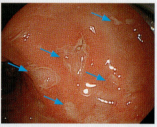

図5 多発する小・中潰瘍

小潰瘍が多発するが，方向性は必ずしもない（→）．

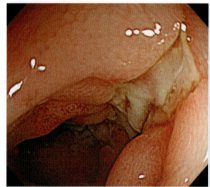 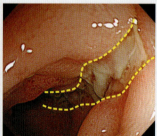

図6 縦走潰瘍（終末回腸部）

周囲粘膜が浮腫状に隆起している．クローン病の縦走潰瘍（黄色破線）は腸間膜付着側に好発し，内視鏡を終末回腸に挿入すると12時方向付近に認めることが多い．

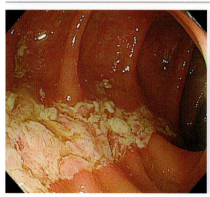 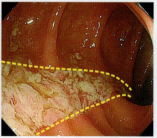

図7 縦走潰瘍

境界明瞭な潰瘍（黄色破線）を認める．

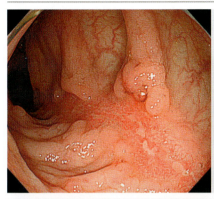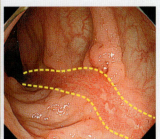

図8 縦走潰瘍　治癒傾向の縦走潰瘍（黄色破線）を認める．潰瘍辺縁の粘膜は浮腫状に隆起し，炎症性ポリープ様となっている．

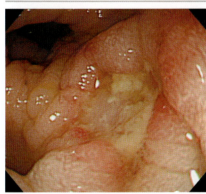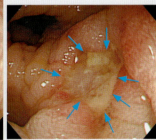

図9 潰瘍　潰瘍周囲（→）の強い変形，隆起を伴っており，炎症が腸管壁の深部に及んでいることがうかがわれる．

2）縦走潰瘍，大きな潰瘍

- クローン病の潰瘍は，大きくなると縦走する．
- クローン病の縦走潰瘍はdiscreteである．
- 同じsegmentに縦走潰瘍が多発する傾向がある．
- 小腸の縦走潰瘍は10cmにも及ぶことがあり，腸間膜側に位置する．
- 治癒すると褐色の帯状瘢痕となり，炎症性ポリープを伴うことが多い．

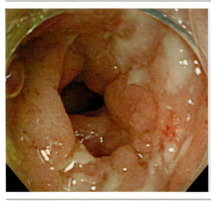 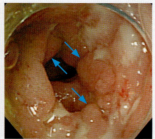

図10 cobblestone像（終末回腸部）

不整形潰瘍（→）が多発し，介在粘膜が浮腫状に隆起して敷石像を呈している．

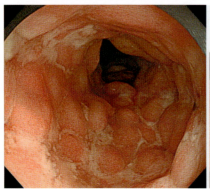 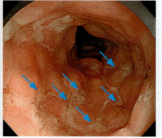

図11 cobblestone像

各隆起の表面は平滑で出血を認めないのが特徴（→）．潰瘍面ははっきり見えないが，隆起と隆起の間に膿性分泌物が認められる．

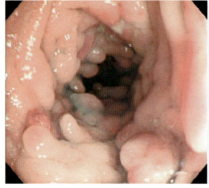 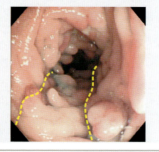

図12 縦走潰瘍＋cobblestone像

縦走潰瘍と丸石隆起群（黄色破線）を認める．

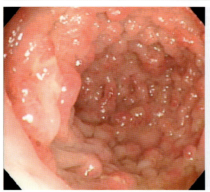 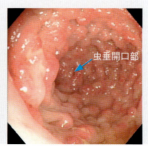

図13 pseudopolyposis（盲腸）

典型的な敷石像ではないが，比較的小さな炎症性ポリープが多発したpseudopolyposisとなっている．

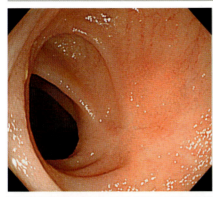
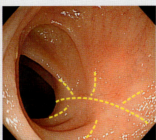

図14 縦走潰瘍瘢痕(終末回腸部)

軽いひきつれを伴う縦走潰瘍瘢痕(黄色破線)を認める.

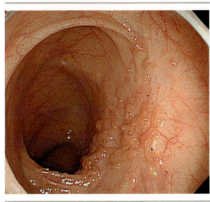
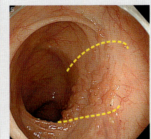

図15 炎症性ポリープを伴う瘢痕

潰瘍面(黄色破線)は完全に上皮化しているものの, 小さな炎症性ポリープを多数伴っている.

3) 敷石像(cobblestone像)

- 多発かつ並走する縦走潰瘍と粘膜下層の膨隆が原因となり, 丸い石あるいは玉石(碁石)をたくさん並べた外観を呈する所見である.
- 丸い石を被う粘膜は正常なので, 表面平滑で色調も正常粘膜と変わらない(粘膜下層は炎症性細胞浸潤が高度).
- 治癒すると炎症性ポリポーシス, 萎縮粘膜になる.
- 丸い石をたくさん並べたような所見は他の疾患でもみられるが, 縦走潰瘍を伴うものはクローン病のみである.
- 正常粘膜に被われた多発丸石はpneumatosis cystoides intestinalis(gas cysts)でもみられることがあるが, 潰瘍は欠く.

4) 瘢痕・狭窄・瘻孔

- アフタ様潰瘍や浅い潰瘍は, 治療によって痕跡を残さず消失する.
- 縦走潰瘍は縦走瘢痕を残す. 通常は褐色の長い帯である.
- クローン病は表層期(粘膜の潰瘍)から全層期に進むが, 全層期には壁の肥厚による狭窄, 瘻孔による腸外病変合併を伴う.
- 狭窄があると, 内視鏡観察は困難〜不可能である.
- 瘻孔の開口部は発見困難なことが多い. 腸内容が流出するなど, 偶然の機会に発見できる.

Ⅲ. 大腸

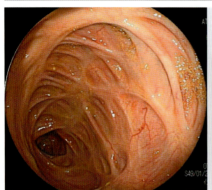 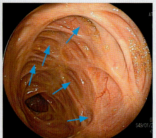

図16 クローン病患者にみられた偽憩室

抗TNFα抗体で粘膜治癒が得られたが，瘢痕化し偽憩室（→）を呈した。
（東京大学大腸肛門外科 畑 啓介先生ご提供）

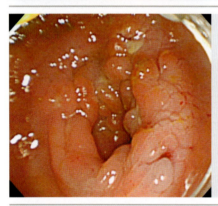 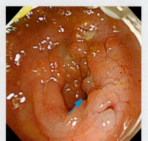

図17 長期経過した大腸クローン病の狭窄（下行結腸）

線維化による狭窄（→）を認める。慢性の経過で，炎症性ポリープや小潰瘍を伴って狭窄をきたしている。

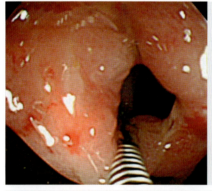 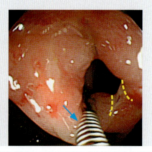

図18 狭窄（回盲弁）

回盲弁が狭窄をきたしスコープ通過不可能となっている。生検鉗子（→）でテンションをかけると潰瘍（黄色破線）を伴っていることがわかる。

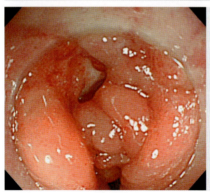 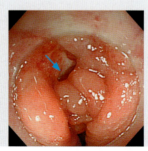

図19 瘻孔（肛門）

下部直腸に瘻孔（→）を認める。透明フードを軽く押し当てているため明瞭に観察されている。

③クローン病

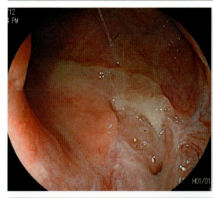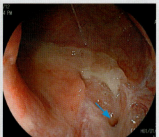

図20　瘻孔(S状結腸)

潰瘍底の一部が瘻孔(→)に通じている.

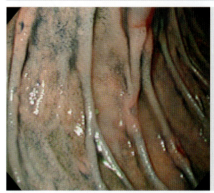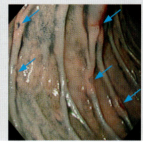

図21　びらん・小潰瘍(十二指腸下行脚)

輪状ひだ上にびらん・小潰瘍(→)を認めるのが特徴的．大半の症例では，病変はVater乳頭より口側に存在する．

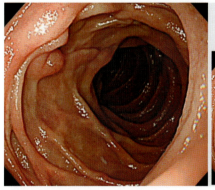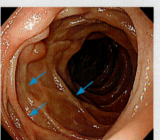

図22　潰瘍瘢痕(十二指腸下行脚)

十二指腸下行脚に散在する潰瘍瘢痕(→)を認める．輪状ひだ上にあった小潰瘍が治癒したものと思われ，ひだの集中やひきつれなどの変形は，潰瘍が深かったことを思わせる．

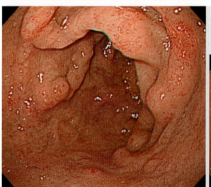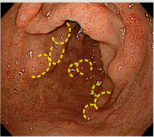

図23　十二指腸炎(十二指腸球部)

球部から上十二指腸角にかけて，発赤，結節状の変化を伴って十二指腸炎を認める．敷石像を連想させるような結節状の変化(黄色破線)がクローン病に特徴的である．

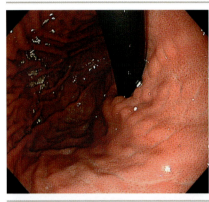
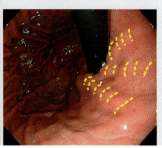

図24 竹の節状隆起（通常観察像）

クローン病の胃体上部〜噴門に特徴的な所見とされる．切れ込み（黄色破線）はびらんによる．
（東京大学大腸肛門外科 畑 啓介先生ご提供）

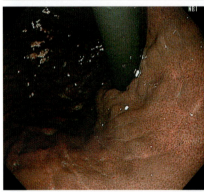
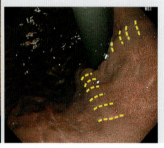

図25 竹の節状隆起（NBI）

図24と同一症例の非拡大NBI観察像．
（東京大学大腸肛門外科 畑 啓介先生ご提供）

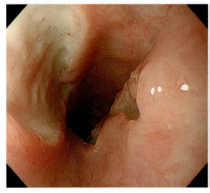
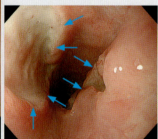

図26 食道潰瘍

クローン病の症例に認められた食道潰瘍（→）．サイトメガロウイルス，ヘルペスウイルスなどを示唆する病理所見が認められず，クローン病に伴う食道病変と判断された．

I. 上部消化管のクローン病変

- クローン病は消化管全域に病変が生じうるが，口腔〜上部空腸の病変は下部消化管に主病変があるときに，副病変として発見されることが圧倒的に多い．
- 胃・十二指腸に病変があるものは，クローン病全体の50〜90％位といわれている．
- 胃・十二指腸クローン病のほとんどは，胃前庭部から十二指腸第2部にかけて存在する．
- 胃体部小彎に多発する特徴的な「竹の節状外観」はクローン病を示唆する重要な所見である．

内視鏡所見：●初期：ひだの肥厚，竹の節状外観（胃体上部），前庭部びらん（アフタ，タコイボびらん），縦走潰瘍　●完成期：狭小化，狭窄，cobblestone像

④ 潰瘍性大腸炎

- 難治性炎症性腸管障害に関する調査研究（鈴木班），平成28年度分担研究報告書別冊潰瘍性大腸炎・クローン病診断基準・治療指針の記述に基づいて解説する．

a. 定義[1)]

- 潰瘍性大腸炎 ulcerative colitis (UC) は主として粘膜を侵し，しばしばびらんや潰瘍を形成する大腸の原因不明のびまん性非特異性炎症である．
- WHOのCouncil for International Organization of Medical Science (CIOMS) 医科学国際組織委員会で定められた名称と概念は，次の通りである (1973)．
- 「主として粘膜と粘膜下層をおかす，大腸，特に直腸の特発性，非特異性の炎症性疾患．30歳以下の成人に多いが，小児や50歳以上の年齢層にもみられる．原因は不明で，免疫病理学的機序や心理学的要因の関与が考えられている．通常，血性下痢と種々の程度の全身症状を示す．長期にわたり，かつ大腸全体をおかす場合には悪性化の傾向がある．」

b. 診断手順[1)]

- 持続性または反復性の粘血便・血性下痢などがあり本症が疑われるときには，理学的検査や血液検査を行い，さらに放射線照射歴，抗菌薬服用歴，海外渡航歴などを聴取する．
- 次に大腸内視鏡検査や生検を行い，必要に応じ注腸X線検査を行って本症に特徴的な腸病変を確認する．また，典型的な血便を伴わず内視鏡所見で本疾患を疑う症例も存在するため，細菌学的・寄生虫学的検査を行うとともに，上部消化管検査や小腸検査などを行い感染性腸炎や他の炎症性腸疾患などを除外する．
- こうした検査で多くは2週間から1ヵ月の期間で診断は可能であるが，診断が確定しない場合は inflammatory bowel disease unclassified として経過観察を行う．

c. 診断基準[1)]

表1　潰瘍性大腸炎の診断基準

A．臨床症状：持続性または反復性の粘血・血便，あるいはその既往がある．
B．
① 内視鏡検査：
　ⅰ）粘膜はびまん性におかされ，血管透見像は消失し，粗糙または細顆粒状を呈する．さらに，もろくて易出血性（接触出血）を伴い，粘血膿性の分泌物が付着しているか，ⅱ）多発性のびらん，潰瘍あるいは偽ポリポーシスを認める．ⅲ）原則として病変は直腸から連続して認める．
② 注腸X線検査：
　ⅰ）粗糙または細顆粒状の粘膜表面のびまん性変化，ⅱ）多発性のびらん，潰瘍，ⅲ）偽ポリポーシスを認める．その他，ハウストラの消失（鉛管像）や腸管の狭小・短縮が認められる．
C．生検組織学的検査：活動期では粘膜全層にびまん性炎症性細胞浸潤，陰窩膿瘍，高度な杯細胞減少が認められる．いずれも非特異的所見であるので，総合的に判断する．寛解期では腺の配列異常（蛇行・分岐），萎縮が残存する．上記変化は通常直腸から連続性に口側にみられる．
確診例：
　[1] AのほかBの①または②，およびCを満たすもの．
　[2] Bの①または②，およびCを複数回にわたって満たすもの．
　[3] 切除手術または剖検により，肉眼的および組織学的に本症に特徴的な所見を認めるもの．

Ⅲ．大腸

〈注1〉確診例は下記の疾患が除外できたものとする．
細菌性赤痢，クロストリディウム・ディフィシル腸炎，アメーバ性大腸炎，サルモネラ腸炎，カンピロバクタ腸炎，大腸結核，クラミジア腸炎などの感染性腸炎が主体で，その他にクローン病，放射線大腸炎，薬剤性大腸炎，リンパ濾胞増殖症，虚血性大腸炎，腸管型ベーチェット病など．
〈注2〉所見が軽度で診断が確実でないものは「疑診」として取り扱い，後日再燃時などに明確な所見が得られた時に本症と「確診」する．
〈注3〉鑑別困難例
クローン病と潰瘍性大腸炎の鑑別困難例に対しては経過観察を行う．その際，内視鏡や生検所見を含めた臨床像で確定診断がえられない症例はinflammatory bowel disease unclassified(IBDU)とする．また，切除術後標本の病理組織学的な検索を行っても確定診断がえられない症例はindeterminate colitis(IC)とする．経過観察により，いずれかの疾患のより特徴的な所見が出現する場合がある．

表2 Mayo score

1. 排便回数
    0（正常回数），1（正常回数より1〜2回/日多い），2（正常回数より3〜4回/日多い），
    3（正常回数より5回/日以上多い）
2. 血便
    0（なし），1（排便時の半数以下でわずかに血液が付着する），2（ほとんどの排便時に明らかな血液の混入），
    3（大部分が血液）
3. 粘膜所見
    0（正常または非活動性所見），1（軽症[発赤，血管透見像の減少，軽度脆弱]），
    2（中等症[著明に発赤，血管透見像の消失，脆弱，びらん]），3（重症[自然出血，潰瘍]）
4. 医師の全般的評価
    0（正常），1（軽症），2（中等症），3（重症）

点数は3日間の所見に基づく．

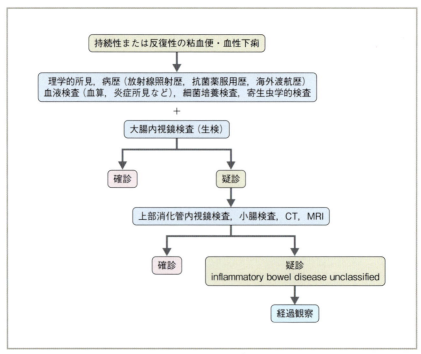

図1 潰瘍性大腸炎の診断の手順フローチャート[1)]

d. 病態（病型・病期・重症度）の分類[1]

表3 潰瘍性大腸炎の病態分類

1）病変の拡がりによる病型分類
- 全大腸炎 total colitis
- 左側大腸炎 left-sided colitis
- 直腸炎 proctitis
- 右側あるいは区域性大腸炎 right-sided or segmental colitis

〈注1〉左側大腸炎は，病変の範囲が脾彎曲部を越えていないもの．
〈注2〉直腸炎は，前述の診断基準を満たしているが，内視鏡検査により直腸S状部（RS）の口側に正常粘膜を認めるもの．
〈注3〉右側あるいは区域性大腸炎は，クローン病や大腸結核との鑑別が困難で，診断は経過観察や切除手術または剖検の結果を待たねばならないこともある．
〈注4〉虫垂開口部近傍に非連続性病変を認めることがある．
〈注5〉胃十二指腸にびまん性炎症が出現することがある．

2）病期の分類
- 活動期 active stage
- 寛解期 remission stage

〈注6〉活動期は血便を訴え，内視鏡的に血管透見像の消失，易出血性，びらん，または潰瘍などを認める状態．
〈注7〉寛解期は血便が消失し，内視鏡的には活動期の所見が消失し，血管透見像が出現した状態．

3）臨床的重症度による分類
- 軽　症 mild
- 中等症 moderate
- 重　症 severe
- 診断基準は下記のごとくである．

	重症	中等症	軽症
1）排便回数	6回以上	重症と軽症との中間	4回以下
2）顕血便	（＋＋＋）		（＋）〜（－）
3）発熱	37.5℃以上		（－）
4）頻脈	90/分以上		（－）
5）貧血	Hb 10g/dl以下		（－）
6）赤沈	30mm/h以上		正常

〈注8〉顕血便の判定
　（－）　　血便なし
　（＋）　　排便の半数以下でわずかに血液が付着
　（＋＋）　ほとんどの排便時に明らかな血液の混入
　（＋＋＋）大部分が血液

〈注9〉軽症の3），4），5）の（－）とは37.5℃以上の発熱がない；90/分以上の頻脈がない，Hb 10g/dl以下の貧血がない，ことを示す．
〈注10〉重症とは1）および2）のほかに全身症状である3）または4）のいずれかを満たし，かつ6項目のうち4項目以上を満たすものとする．軽症は6項目すべて満たすものとする．
〈注11〉中等症は重症と軽症の中間にあたるものとする．
〈注12〉重症の中でも特に症状が激しく重篤なものを劇症とし，発症の経過により，急性劇症型と再燃劇症型に分ける．劇症の診断基準は以下の5項目をすべて満たすものとする．① 重症基準を満たしている．② 15回/日以上の血性下痢が続いている．③ 38℃以上の持続する高熱がある．④ 10,000/mm^{3}以上の白血球増多がある．⑤ 強い腹痛がある．

Ⅲ. 大腸

4) 活動期内視鏡所見による分類
- 軽　度 mild
- 中等度 moderate
- 強　度 severe
- 診断基準は下記のごとくである．

炎症	内視鏡所見
軽度	血管透見像消失 粘膜細顆粒状 発赤，アフタ，小黄色点
中等度	粘膜粗糙，びらん，小潰瘍 易出血性（接触出血） 粘血膿性分泌物付着 その他の活動性炎症所見
強度	広範な潰瘍 著明な自然出血

〈注13〉内視鏡的に観察した範囲で最も所見の強いところで診断する．内視鏡検査は前処置なしで短時間に施行し，必ずしも全大腸を観察する必要はない．

5) 臨床経過による分類
- 再燃寛解型 relapse-remitting type
- 慢性持続型 chronic continuous type
- 急性劇症型（急性電撃型）acute fulminating type
- 初回発作型　first attack type

〈注14〉慢性持続型は初回発作より6ヵ月以上活動期にあるもの．
〈注15〉急性劇症型（急性電撃型）はきわめて激烈な症状で発症し，中毒性巨大結腸症，穿孔，敗血症などの合併症を伴うことが多い．
〈注16〉初回発作型は発作が1回だけのもの．しかし将来再燃をきたし，再燃寛解型となる可能性が大きい．

6) 病変の肉眼所見による特殊型分類
- 偽ポリポーシス型
- 萎縮性大腸炎型

7) 治療反応性に基づく難治性潰瘍性大腸炎の定義
  a. 厳密なステロイド療法にありながら，次のいずれかの条件を満たすもの．
    ① ステロイド抵抗例（プレドニゾロン1〜1.5mg/kg/日の1〜2週間投与で効果がない）
    ② ステロイド依存例（ステロイド漸減中の再燃）
  b. ステロイド以外の厳密な内科的治療下にありながら，頻回に再燃を繰り返すあるいは慢性持続型を呈するもの．

e. 潰瘍性大腸炎の内視鏡所見

- 内視鏡的には，びまん性連続性炎症であることの確認が最も重要である．
- 炎症の程度を知るには潰瘍，自然出血の有無が重要である．
- 基本的には，直腸から連続したびまん性炎症であるが，虫垂・盲腸病変がスキップして存在することがある．
- 寛解の過程で，活動性病変の大腸内分布が不連続になることもある．

1. 発赤・浮腫
- 活動期潰瘍性大腸炎には，重症度にかかわりなく必発の所見である．
- 粘膜がびまん性に赤くなり（発赤），粘膜は光沢をもって厚くなる（浮腫）．

表4 潰瘍性大腸炎の臨床的な活動性の評価

Clinical activity index（CAI）	（評価日： 月 日）
① 1週間の排便回数の和 　＜18回 　18〜35回 　36〜60回 　＞60回	スコア 0 1 2 3
② 血便（1週間平均で）[*1] 　・なし 　・少量，明らかな粘血便ではないが，肉眼的に血液の混入が確認できる 　・粘血便がある	スコア 0 2 4
③ 医師の症状アセスメント 　・潰瘍性大腸炎による症状がない 　・例えば，軽度の症状はあるが，勤務，勉学，家事などの日常生活に差し支えない程度 　・例えば，症状があり，通勤，通学，家事などの生活活動が制限される程度 　・例えば，症状があり，入院安静を要する程度	スコア 0 1 2 3
④ 腹痛 　・なし 　・時々気になる程度 　・いつも気になる程度 　・がまんできない程度	スコア 0 1 2 3
⑤ 潰瘍性大腸炎による体温上昇（体温：　℃） 　37〜38℃（38℃以下） 　＞38℃（38℃超）	スコア 0 3
⑥ 腸管外合併症 　・なし 　・虹彩炎 　・結節性紅斑 　・関節炎	スコア 0 3 3 3
⑦ 臨床検査 　ESR≦50mm/時 　ESR＞50mm/時 　ESR＞100mm/時 　Hb＜10g/dl	スコア 0 1 2 4
合計スコア	点

選択基準：①〜⑦合計スコアが5点以上．
[*1] ②血便については以下の変換表を用いてスコアを算出する．

スコア		症状日誌参照箇所：血便の性状，（血便回数）
0	なし	血便回数＝0（1週間を通して血便がない）
2	少量	その他の場合
4	粘血便がある	「粘血便またははっきり血がみえる」≧4日

2. 出血

- 自然出血と刺激による出血（易出血性）がある．
- 重症例では広い範囲からびまん性に自然出血する．
- 潰瘍性大腸炎は粘膜の炎症なので，oozing（溢血）が多く，特定の血管からの大出血は比較的まれである．

Ⅲ．大腸

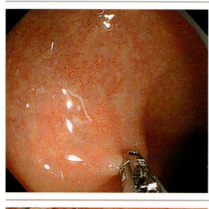
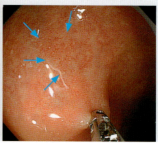

図1　軽度炎症　ごく軽度の発赤，血管透見の不良を認める．わずかに小黄白色点（→）も認められる．

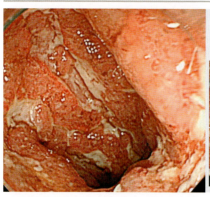
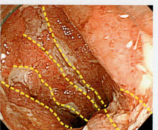

図2　高度炎症（縦走潰瘍）　炎症の極期に施行されたS状結腸内視鏡検査で，縦走傾向の深い潰瘍（黄色破線）が多発している．介在粘膜も炎症を反映して顆粒状を呈しており，高度の浮腫を伴う．

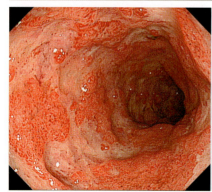
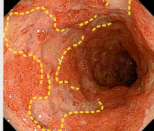

図3　高度炎症（広い潰瘍）　S状結腸の広範囲の粘膜が脱落して広い潰瘍（黄色破線）となっている．介在粘膜は発赤し顆粒状を呈する．

3．潰瘍
- 浅くて不整形，周囲粘膜に炎症が明瞭である．
- 重症例では太い縦走潰瘍 gutter ulcer をみることがあるが，潰瘍のはっきりしない症例もある．

④潰瘍性大腸炎

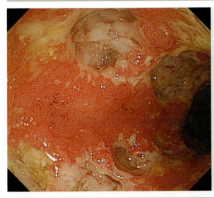
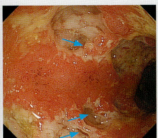

図4 高度炎症（下掘れ潰瘍）

下行結腸に打ち抜き潰瘍様の下掘れ潰瘍（→）を認める．こうした深い潰瘍は穿孔のリスクが高いため，より口側を観察するのは控え，検査を手早く終える．周囲粘膜の炎症は軽度であるが顆粒状を呈している．

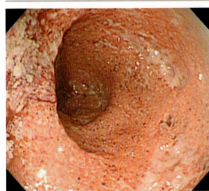
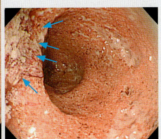

図5 高度炎症（膿性分泌物）

直腸の粘膜全体が浮腫状で，顆粒状粘膜を呈し，深い潰瘍（→）が多発している．前処置をしていない検査ではあるが，膿性分泌が高度で，血液を混じた膿汁が貯留している．

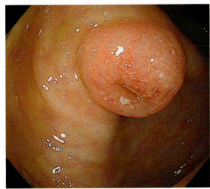
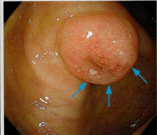

図6 虫垂開口部の炎症

虫垂開口部に浮腫，膿性分泌，軽度の顆粒状粘膜（→）を認める．本症例は直腸炎型であり，S状結腸から盲腸までは炎症が認められていない．虫垂開口部病変は潰瘍性大腸炎の特徴であるが，全例に認められるわけではない．またアメーバ性大腸炎など他の疾患で虫垂開口部に炎症を認めることもある．

4. 血管透見像

- 炎症が活動期のときは血管透見像は消失する（炎症細胞浸潤による粘膜の透過性低下や発赤のためにわからなくなる）．
- 炎症が回復するにつれて血管透見像が再び認められるようになるが，走行は不規則である．

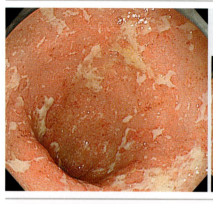
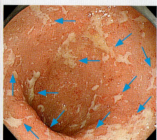

図7 中等度炎症(不整形潰瘍)

不整形の小潰瘍(→)が多発している．介在粘膜の炎症は軽度であるが，血管透見は消失している．

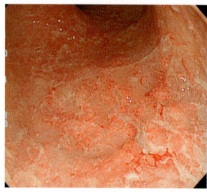
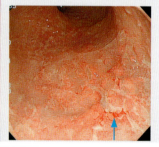

図8 中等度炎症(びらん・小潰瘍)

びらん・小潰瘍が多発している．スコープ接触によると思われる出血(→)も認められる．

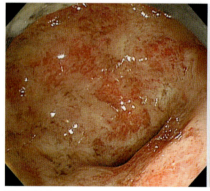
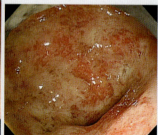

図9 中等度炎症(膿性分泌物)

明らかな潰瘍は認められないものの，膿性分泌物が著明である(前処置をしていない検査である)．

5. 炎症性ポリープ
- 茎状，半球状，塊状の隆起が単発，散在，密集する．

6. 炎症性憩室・狭窄
- 比較的頻度は低いが，強い炎症によって線維化が生じると，炎症部に憩室・狭窄などの所見をみることもある．

④潰瘍性大腸炎

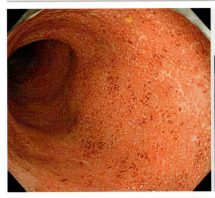
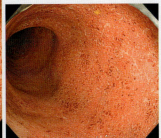

図10 軽度炎症

発赤，浮腫，顆粒状粘膜，小黄白色点，連続性病変が潰瘍性大腸炎の特徴である．本症例では浮腫は軽度である．血管透見は消失している．

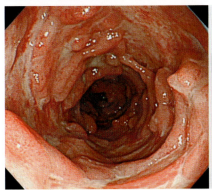
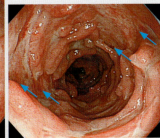

図11 治癒過程期

高度の炎症に対してステロイドによる治療後の治癒過程．広い潰瘍（→）を認めるが，白苔がはがれ，潰瘍底から上皮化してきている．ステロイド治療が有効であると判断した．

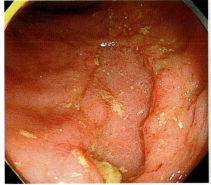
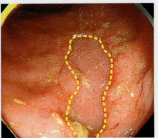

図12 治癒過程期

高度の炎症に対してステロイドを投与したものの効果不十分であり，インフリキシマブを投与した後の治癒期．打ち抜き潰瘍が潰瘍底から上皮化している（黄色破線）．インフリキシマブの治療効果ありと判断した．

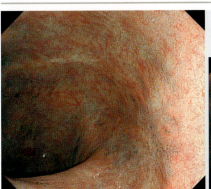
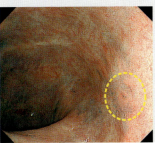

図13 萎縮型治癒

現在炎症は認められないが，多発する瘢痕から過去に強い炎症があったと想像できる．下行結腸〜脾彎曲付近の観察であるが，ひだがほぼ消失している．認められる血管（黄色破線）は細く，ちりめん状を呈している．

Ⅲ．大腸

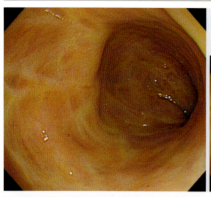
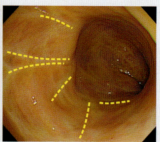

図14 萎縮型治癒　白色の瘢痕（黄色破線）がびまん性に認められる．現在は寛解状態であるが，過去に強い炎症があったことがわかる．

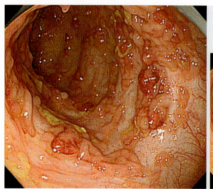
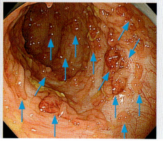

図15 炎症性ポリポーシス　広範囲に広がる白色の潰瘍瘢痕に伴って，表面平滑なポリープ（→）が多発している．潰瘍や瘢痕に伴うのが炎症性ポリープの特徴である．

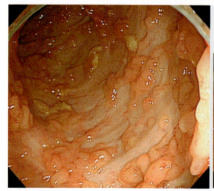
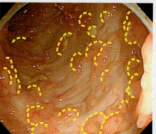

図16 炎症性ポリポーシス　図15と同一症例のフォローアップの内視鏡像．炎症性ポリープ（黄色破線）の発赤が軽減している．

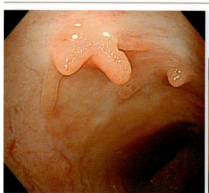
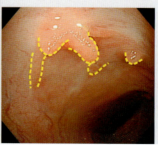

図17 炎症性ポリープ　潰瘍瘢痕に伴う炎症性ポリープ（黄色破線）を認める．

④潰瘍性大腸炎

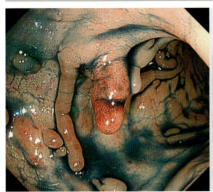
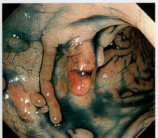

図18 炎症性ポリープ

炎症性ポリープのインジゴカルミン染色像．Is，Ip様であったり，細長いエノキダケ様であったりさまざまな形態を呈する．（東京大学大腸肛門外科 畑 啓介先生ご提供）

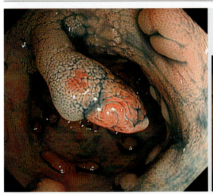
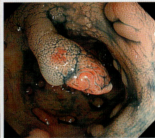

図19 炎症性ポリープ

炎症性ポリープのインジゴカルミン染色像．Is，Ip様であったり，細長いエノキダケ様であったりさまざまな形態を呈する．（東京大学大腸肛門外科 畑 啓介先生ご提供）

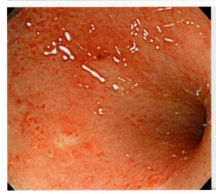
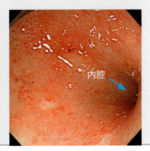

図20 狭小化（S状結腸）

長期経過例．炎症は軽度．びらんを伴い，粘膜は浮腫状で血管透見を認めない．

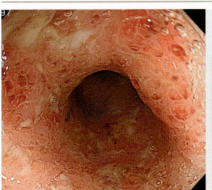
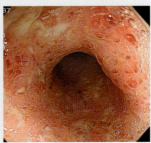

図21 狭小化（下行結腸）

活動性潰瘍を認め，粘膜発赤，浮腫が強い．左側結腸炎型潰瘍性大腸炎である．

f. 内視鏡所見に影響を与える要素

- 腸壁の空気による伸展の程度，出血の程度，腸管の動きなどによって，同一の所見でもその評価が大いに異なってくる．
- 粘膜は十分伸展されていないときは赤味が強く，びらん・潰瘍や浮腫が強調される．
- 粘膜が伸展されると赤味が減り，乾いたようにみえる．
- 血管透見像も腸管の伸展の程度によって影響を受け，血管透見像がみえる症例では伸展するほど明瞭になる．
- 正常例でも攣縮が起こったりしているような伸展の悪い状態では，血管透見像はみえない．
- 内視鏡手技が拙劣で機械的出血が多くみられるときには，軽症例が中等症ないし重症ととられかねないので注意を要する．
- 近年，拡大観察が潰瘍性大腸炎の組織学的炎症の把握に有用であると報告されている．

g. 潰瘍性大腸炎とサイトメガロウイルス感染

- サイトメガロウイルス（CMV）感染は，潰瘍性大腸炎の増悪因子の一つと考えられており，ステロイド投与による日和見的要素も大きい．
- 打ち抜き潰瘍，地図状潰瘍，縦走潰瘍，類円形潰瘍などが特徴的とされるが，絶対的な所見ではない．
- 上記所見を有する症例や難治例では，生検診断のみならず，血清学的にCMV感染を否定する必要がある．

表5 潰瘍性大腸炎の内視鏡分類

①Endoscopic index(EI)；Rachmilewits：BMJ 298：82-86, 1989

	項　目	判定基準	スコア
(1)	Granulation scattering reflected light（顆粒状変化）	No	0
		Yes	2
(2)	Vascular pattern（血管透見性）	Normal	0
		Faded/disturbed（不明瞭）	1
		Completely absent（消失）	2
(3)	Vulnerability of mucosa（粘膜脆弱性）	None	0
		Slightly increased（contact bleedig）（接触出血）	2
		Greatly increased（spontaneous bleeding）（自然出血）	4
(4)	Mucosal damage（粘膜障害）（mucus, fibrin, exudate, erosions, ulcer）	None	0
		Slight（わずか）	2
		Pronounced（明白）	4

②Matts Grade；Matts, SCF：Quart J Med 120：393-400, 1961

Grade 1	正常	血管透見像正常 易出血なし
Grade 2	軽度	血管透見像なし 易出血性なし，またはごく軽度 自然出血なし 粘膜発赤軽度，微細顆粒状 膿様粘液なし
Grade 3	中等度	血管透見像なし 易出血性あり，自然出血あり 粘膜浮腫状，発赤しやや粗糙 膿様粘液の付着あり
Grade 4	高度	潰瘍 易出血性，自然出血著明 膿様粘液の付着あり 腸管の拡張不良

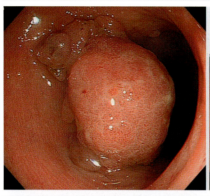
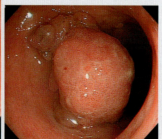

図22 潰瘍性大腸炎合併大腸癌(進行癌)

S状結腸1型病変，tub1＞2，muc，T2(MP)，N0
S状結腸に1型の隆起性病変がみられた．
(東京大学大腸肛門外科 畑 啓介先生ご提供)

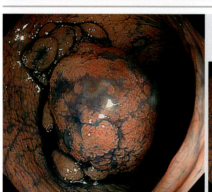
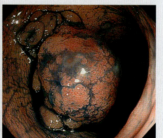

図23 潰瘍性大腸炎合併大腸癌(進行癌)

図22と同一症例．インジゴカルミン染色像．
(東京大学大腸肛門外科 畑 啓介先生ご提供)

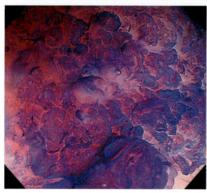
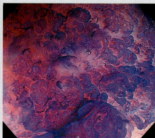

図24 潰瘍性大腸炎合併大腸癌(進行癌)

図22と同一症例．Crystal Violet染色による拡大所見ではⅥ高度不整および松かさ様pitがみられた．
(東京大学大腸肛門外科 畑 啓介先生ご提供)

h. colitic cancer(大腸炎に合併する癌)

1)長期経過した慢性大腸炎は大腸癌を合併しやすい．
- 罹病期間が長期なほど累積罹患率は上昇する．
- 全結腸炎・左側結腸炎型に頻度が高い．
- 癌の好発部位は通常の大腸癌と同様にS状結腸〜直腸．
- 初発時の重症度が高度な例に多い．
- 潰瘍性大腸炎に最も多いが，同じような条件を満たせばクローン病，腸結核などの慢性腸炎に癌は合併する．悪性リンパ腫の合併の報告もある．

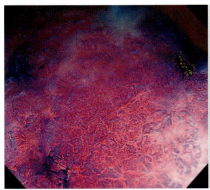
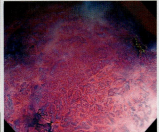

図25 潰瘍性大腸炎合併大腸癌（進行癌）

図22と同一症例．Crystal Violet染色による拡大所見ではⅥ高度不整および松かさ様pitがみられた．
（東京大学大腸肛門外科 畑 啓介先生ご提供）

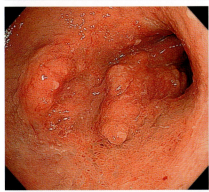
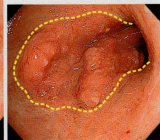

図26 潰瘍性大腸炎合併大腸癌（進行癌）

S状結腸から直腸RSにかけての5型病変，tub1＞2, por, T3(SS), N0
血管透見のみられない粘膜内にやや境界不明瞭な隆起性病変（黄色破線）が認められ，その口側では狭窄傾向がみられる．通常型の大腸癌とは異なり5型の病変を呈している．（東京大学大腸肛門外科 畑 啓介先生ご提供）

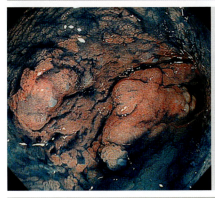
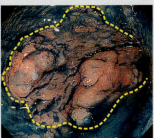

図27 潰瘍性大腸炎合併大腸癌（進行癌）

図26と同一症例．インジゴカルミンによる色素散布では隆起成分よりも広い範囲でインジゴカルミンをはじく浅い隆起（黄色破線）を伴っている．
（東京大学大腸肛門外科 畑 啓介先生ご提供）

- colitic cancerと診断されたら，大腸全摘術が行われる．

2) colitic cancerの特徴（通常の大腸癌と比較して）

- 境界のはっきりしないもの（3型，4型癌）が多い．
- 低分化腺癌，粘液癌など分化度の低いものが多い．
- 深部でびまん性に浸潤するものも多い．
- 多発癌が多い
- dysplasiaを高率に合併する．

Ⅲ．大腸

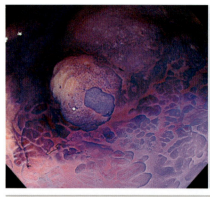
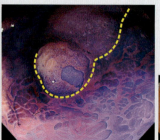
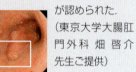

図28　潰瘍性大腸炎合併大腸癌（進行癌）

図26と同一症例．Crystal Violet染色による拡大所見では癌の周囲に黄色破線を境界として画面右下に絨毛様のpitが広がっており，組織学的にはhigh-grade dysplasia（HGD）が認められた．
（東京大学大腸肛門外科　畑　啓介先生ご提供）

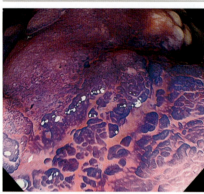
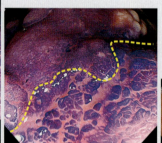
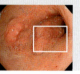

図29　潰瘍性大腸炎合併大腸癌（進行癌）

図26と同一症例．Crystal Violet染色による拡大所見では癌の周囲に黄色破線を境界として画面右下に絨毛様のpitが広がっており，組織学的にはHGDが認められた．
（東京大学大腸肛門外科　畑　啓介先生ご提供）

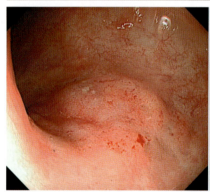
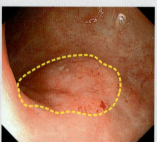

図30　潰瘍性大腸炎合併大腸癌（進行癌）

脾彎曲部0-Ⅱc様病変，muc＞tub1，2，T3(SS)，N1
白色光ではやや硬い0-Ⅱc様の病変（黄色破線）がみられる．わずかに粘液が付着している．周囲は寛解粘膜となっているが，微細な毛細血管がみられ以前の炎症部位であったことがわかる．
（東京大学大腸肛門外科　畑　啓介先生ご提供）

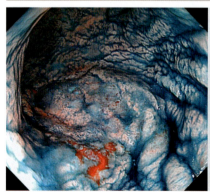
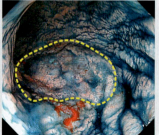

図31　潰瘍性大腸炎合併大腸癌（進行癌）

図30と同一症例．インジゴカルミン散布による観察時にはさらに粘液の付着がみられ，粘液癌（黄色破線）が疑われる所見である．易出血性を呈している．
（東京大学大腸肛門外科　畑　啓介先生ご提供）

④潰瘍性大腸炎

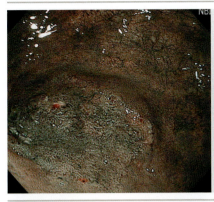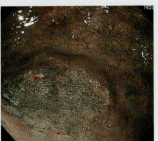

図32 潰瘍性大腸炎合併大腸癌(進行癌)

図30と同一症例．非拡大NBI観察ではよりdemarcation lineがはっきりする．
（東京大学大腸肛門外科 畑 啓介先生ご提供）

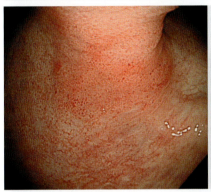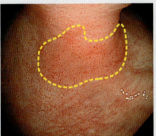

図33 潰瘍性大腸炎合併早期直腸癌

平坦病変tub1，M
手術では病変がさらに別の部位にも広がっていた．白色光：周囲と比較してわずかな発赤を認めるが，平坦な病変（黄色破線）であり，Paris分類の0-Ⅱbにあたる．
（東京大学大腸肛門外科 畑 啓介先生ご提供）

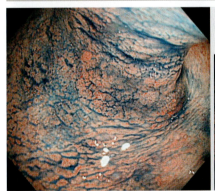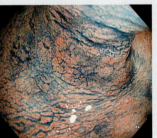

図34 潰瘍性大腸炎合併早期直腸癌

図33と同一症例．インジゴカルミン散布により発赤域が強調され視認性が向上している．病変は微細な凹凸がみられる．
（東京大学大腸肛門外科 畑 啓介先生ご提供）

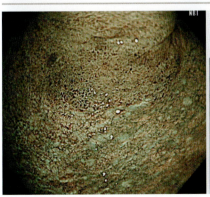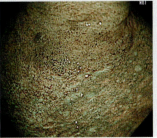

図35 潰瘍性大腸炎合併早期直腸癌

図33と同一症例．NBIではbrownish areaとして認識される．
（東京大学大腸肛門外科 畑 啓介先生ご提供）

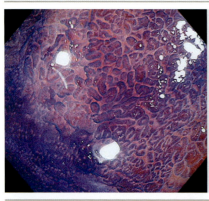
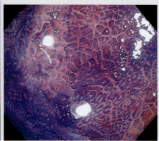

図36 潰瘍性大腸炎合併早期直腸癌

図33と同一症例．Crystal Violet染色による拡大所見では絨毛状・松かさ様のpit patternが認められる．
（東京大学大腸肛門外科 畑 啓介先生ご提供）

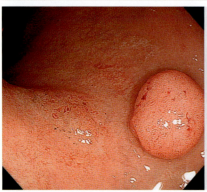
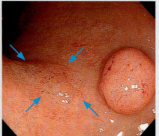

図37 潰瘍性大腸炎合併早期直腸癌

0-Ⅰs病変では，tub1，Mであり，周囲の平坦病変0-Ⅱaにはlow-grade dysplasia（LGD）が認められた．白色光：腺腫様の0-Ⅰs病変にみえるが，その左側に発赤調の粗糙な粘膜（→）が広がっている．
（東京大学大腸肛門外科 畑 啓介先生ご提供）

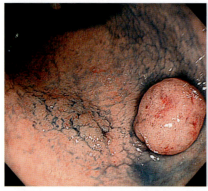
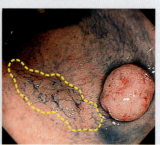

図38 潰瘍性大腸炎合併早期直腸癌

図37と同一症例．インジゴカルミン散布により周囲の粗糙な発赤域（黄色破線）が強調され視認性が向上する．
（東京大学大腸肛門外科 畑 啓介先生ご提供）

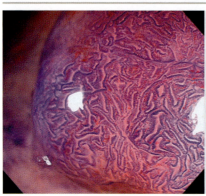
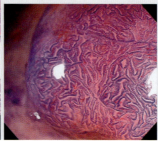
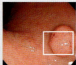

図39 潰瘍性大腸炎合併早期直腸癌

図37と同一症例．Crystal Violet染色による拡大所見では隆起性病変はKudo分類のⅣ型の樹枝状pitが，周囲の平坦病変からはⅢLからⅣ型のpit patternが認められる．
（東京大学大腸肛門外科 畑 啓介先生ご提供）

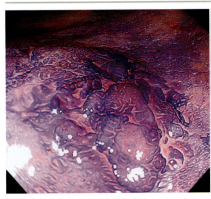
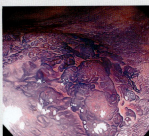
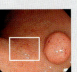

図40 潰瘍性大腸炎合併早期直腸癌

図37と同一症例．Crystal Violet染色による拡大所見では隆起性病変はKudo分類のⅣ型の樹枝状pitが，周囲の平坦病変からはⅢLからⅣ型のpit patternが認められる．

(東京大学大腸肛門外科 畑 啓介先生ご提供)

i. dysplasia

- dysplasiaとは，長期経過した大腸炎に，癌とともに，あるいは単独でみられる腫瘍性変化の総称(明らかな癌は除く)．
- 前癌状態であるが，すでにp53遺伝子の異常が高率に存在し，通常の腺腫との鑑別の一つになる．
- colitic cancerの重要な危険因子であり，high grade dysplasiaと診断されたら，大腸全摘術が行われる．

内視鏡所見
a. 広基性ポリープ
b. 扁平隆起(通常のⅡaと広範なⅡa)
c. 結節集簇様腫瘍
d. 苔状変化
e. 平坦陥凹型
f. 複合型

- dysplasiaやcolitic cancerのサーベイランスは，必ず寛解期に行う．
- 背景に炎症があると，病変の肉眼診断がむずかしいばかりか，病理組織学的にも再生性異型と腫瘍性異型の鑑別がむずかしくなる．
- 淡い発赤・褪色などの色調変化，粘膜模様の乱れ，凹凸の変化，血管像などが発見のきっかけとなる．
- きれいな前処置のもとで表面微細構造を観察することが大切である．
- 必要に応じて，インジゴカルミンを散布して再観察し，生検を行う．
- 近年，拡大観察がdysplasiaやcolitic cancerの質的診断に有用であると報告されている．

文 献

1) 厚生労働科学研究費補助金 難治性疾患等政策研究事業「難治性炎症性腸管障害に関する調査研究」(鈴木班). 潰瘍性大腸炎・クローン病診断基準・治療指針 平成28年度 改訂版, 2017

⑤単純性潰瘍，Behçet潰瘍

- 原因不明で，再発を繰り返し難治性である．
- いずれも回盲部に好発する1～数個の深掘れ潰瘍からなる病変で，潰瘍周囲粘膜に変化が乏しい．
- 両者は，Behçet病の症状の有無のみで区別する．
- 単純性潰瘍は潰瘍のみで，粘膜炎症を伴うものはBehçet病に多い．
- 潰瘍の形は円形，卵円形(不整で浅いものは少ない)，打ち抜き(punched-out)状．大きさは数mm～数cmで，大きなものは周堤様隆起を有し，厚い白苔を有する．治ると粘膜集中を伴った瘢痕像となる．
- Behçet病は大腸に潰瘍が多発することも，びまん性炎症のこともある．この場合の大腸潰瘍は，浅い地図状潰瘍が多い．
- 組織学的には非特異的な炎症であり，生検所見だけでは確定診断は得られない．

a. Behçet病の診断基準(厚生労働省ベーチェット病診断基準(2010年小改訂)を一部改変)

- 完全型，不全型および特殊病変を対象とする．

表1　Behçet病診断基準

1) 主要事項
  (1) 主症状
    ①口腔粘膜の再発性アフタ性潰瘍
    ②皮膚症状
      (a) 結節性紅斑様皮疹
      (b) 皮下の血栓性静脈炎
      (c) 毛嚢炎様皮疹，痤瘡様皮疹
      参考所見：皮膚の被刺激性亢進(針反応)
    ③眼症状
      (a) 虹彩毛様体炎
      (b) 網膜ぶどう膜炎(網脈絡膜炎)
      (c) 以下の所見があれば(a)(b)に準じる．
        (a)(b)を経過したと思われる虹彩後癒着，水晶体上色素沈着，網脈絡膜萎縮，視神経萎縮，併発白内障，続発緑内障，眼球癆
    ④外陰部潰瘍
  (2) 副症状
    ①変形や硬直を伴わない関節炎
    ②副睾丸炎
    ③回盲部潰瘍で代表される消化器病変
    ④血管病変
    ⑤中等度以上の中枢神経病変
  (3) 病型診断のカテゴリー
    ①完全型：経過中に(1)主症状のうち4項目が出現したもの
    ②不全型：(a)経過中に(1)主症状のうち3項目，あるいは(1)主症状のうち2項目と(2)副症状のうち2項目が出現したもの
      (b) 経過中に定型的眼症状とその他の(1)主症状のうち1項目，あるいは(2)副症状のうち2項目が出現したもの
    ③疑い：主症状の一部が出現するが，不全型の条件を満たさないもの，及び定型的な副症状が反復あるいは増悪するもの
    ④特殊型：完全型または不全型の基準を満たし，下のいずれかの病変を伴う場合を特殊型と定義し，以下のように分類する．
      (a) 腸管(型)Behçet病：内視鏡で病変部位を確認する．
      (b) 血管(型)Behçet病：動脈瘤，動脈閉塞，深部静脈血栓症，肺塞栓のいずれかを確認する．
      (c) 神経(型)Behçet病：髄膜炎，脳幹脳炎など急激な炎症性病態を呈する急性型と体幹失調，精神症状が緩徐に進行する慢性進行型のいずれかを確認する．

⑤単純性潰瘍，Behçet潰瘍

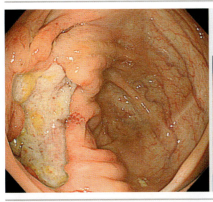
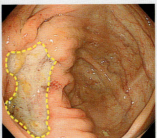

図1 単純性潰瘍，Behçet潰瘍　回盲弁上に，正常粘膜に囲まれた潰瘍（黄色破線）が観察される．

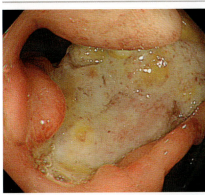
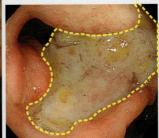

図2 単純性潰瘍，Behçet潰瘍　図1と同一症例の近接画像．深く明瞭な潰瘍底（punched-out）（黄色破線）を認める．

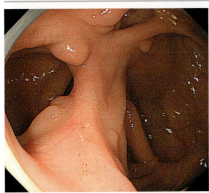
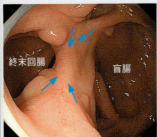

図3 単純性潰瘍，Behçet潰瘍　図1と同一症例の治癒期．潰瘍底は消失し，瘢痕化して引きつれている（→）．

b. 単純性潰瘍，Behçet潰瘍の内視鏡所見

- 両者の内視鏡像に本質的な差はない．
- 小さい潰瘍はアフタ様・小円形で，周堤様変化に乏しい．
- 大きくなると円形・卵円形，まれに全周に及ぶ巨大下掘れ潰瘍を形成する．
- 白苔は厚いが，汚れはない．
- 周堤が盛り上がって一見癌のようにみえるが，脆弱性を欠くので鑑別可能である．
- 治癒すると小潰瘍は消失，大潰瘍は粘膜集中をつくった瘢痕となる．

III. 大腸

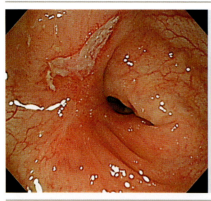
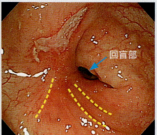

図4 単純性潰瘍，Behçet潰瘍

以前の潰瘍が治癒した部分での繰り返す潰瘍．浅い潰瘍で，回盲部の変形（→）を伴う．瘢痕化による引きつれを認める（黄色破線）．

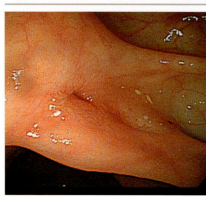
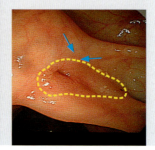

図5 単純性潰瘍，Behçet潰瘍

潰瘍が治癒したことで，回盲弁（黄色破線）の潰瘍性変化は瘢痕化している．周囲にひだの集中を伴う（→）．

⑥虚血性大腸炎

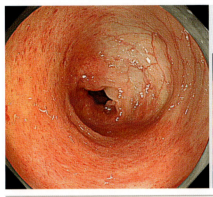
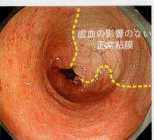

図1　虚血性大腸炎　3/4周性に血管透見の低下した発赤粘膜を認める．

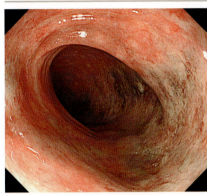
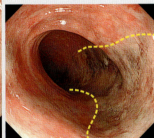

図2　虚血性大腸炎　全周性に血管透見低下し，1/4周性に紫〜灰白色の壊死性粘膜（黄色破線）が縦走している．

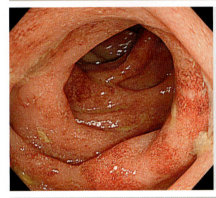
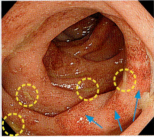

図3　虚血性大腸炎　粘膜は浮腫状で顆粒状粘膜像を呈し，発赤，粘膜の充血（→），白色および小びらん（黄色破線）が散在している．

- 虚血が発症に大きなウエイトを占める疾患群で，虚血性大腸炎 ischemic colitis（IC）が代表であるが，上腸間膜動脈閉塞症，腸間膜動脈血栓症，虚血性小腸炎，静脈硬化症なども重要である．
- 高齢者（50歳以上が80％）に突然の血便（新鮮血）と腹痛で発症することが多い．
- 基礎疾患のない若年者に生じることもあるが，軽症例が多い．この場合，ニューキノロン系抗菌薬による薬剤性腸炎を鑑別する必要がある．
- 左結腸の区域性急性出血性大腸炎のことが多い．
- 直腸病変，skip病変などはまれである．

a. Marstonの分類

1) 壊死型 (gangrene type, 10%)
2) 狭窄型 (stricture type, 30%)
3) 一過性型 (transient type, 60%)
 2), 3) が狭義の虚血性大腸炎.

b. 虚血性大腸炎の内視鏡所見

- 急性期には粘膜壊死, 粘膜下層の出血 (軽症例では発赤のみ) などであるが, 時間経過で壊死粘膜が脱落して潰瘍を形成する. 軽症例は跡形なく治癒する.

1) 急性期: 出血, 浮腫, 偽腫瘍, うろこ模様.
2) 治癒過程期: 潰瘍の大きなものは結腸ひもに沿って縦走する. まれに全周あるいは横走する.
3) 治癒期: 狭窄, 炎症性憩室, 粘膜萎縮.

c. 虚血性大腸炎の診断

- 血便, 下腹部痛を主訴として突発する区域性急性出血性大腸炎で, 動脈硬化, 高血圧, 心不全などの基礎疾患を有する高齢者に好発する (糖尿病, 膠原病を有するものでは, 若年者でも発症する).
- 血流減少に伴う腸管の変化は肉眼的には認めにくいほど軽度のもの (microscopic IC) から, 腸管壊死に至るまでスペクトラムが広い.
- 定型的な発症様式, 病像をとるものは, 血流異常が直接証明できなくても臨床的に診断が可能である (表1).
- 突発する腹痛, 頻回の排便 (下痢) に次いで血便が高齢者にみられた場合はまずICを疑う.
- 血管異常が証明できれば診断は確定するが, 血管造影で異常がなくてもICを否定することはできない.
- 注腸X線 (母指圧痕像 thumb printing), 内視鏡で定型的な病像が得られれば臨床診断を下すことができる.

表1 血管異常が証明されない場合における虚血性大腸炎の診断基準 (長廻)

Ⅰ) 臨床的確実例: 次のa)〜d) のすべてを満たすもの
 a) 臨床的に血流減少が起こることが十分考え得る
 b) 急激な発症, 下血と腹痛
 c) 急性区域性出血性大腸炎
 d) 抗生物質の未使用, 病原菌の除外
Ⅱ) 疑診例
 ⅰ) a)〜d) のうち直腸にだけ病変があるもの, skip lesionsがあるもの
 ⅱ) a)〜d) のうち一つを欠くもの (抗生物質使用例でも偶然の一致, 病原菌が二次感染といった可能性もあるので)

⑥虚血性大腸炎

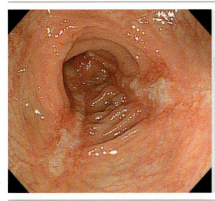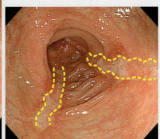

図4　虚血性大腸炎　　縦走する浅い潰瘍（黄色破線）を2条認め，その周囲粘膜は正常の血管透見を示す．

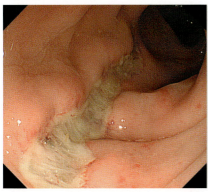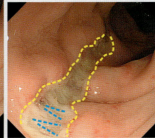

図5　虚血性大腸炎　　縦走する深い潰瘍（黄色破線）を認め，筋層の露出（青色破線）を伴う．

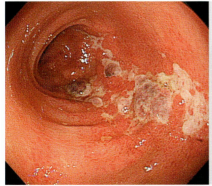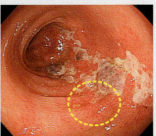

図6　虚血性大腸炎　　縦走する地図状潰瘍を認め，周囲粘膜は再生上皮（黄色破線）を伴う．

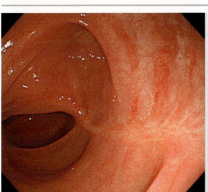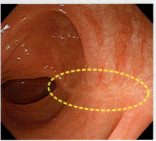

図7　虚血性大腸炎　　縦走する白色潰瘍瘢痕（黄色破線）を認める．

Ⅲ．大腸

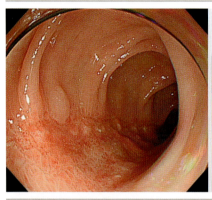
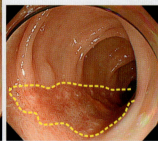

図8　虚血性大腸炎　S状結腸に縦走する浅い潰瘍（黄色破線）を認める．本症例は大腸内視鏡前処置後に発症した虚血性大腸炎症例で，発症6日後の状況である．

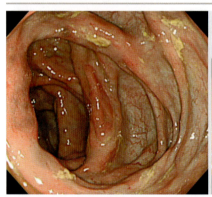
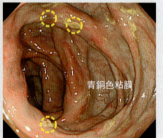

図9　静脈硬化性大腸炎　上行結腸に散在するびらん（黄色破線）を認め，背景の粘膜は青銅色である．
（JR東京総合病院　岡本　真先生・吉川　剛先生ご提供）

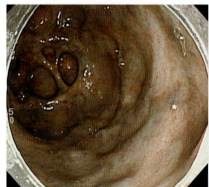
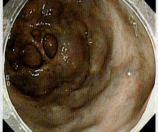

図10　静脈硬化性大腸炎　炎症は落ち着いており，青銅色への粘膜色調変化のみみられる症例．
（JR東京総合病院　岡本　真先生・吉川　剛先生ご提供）

d．特殊な虚血性大腸炎

1）膠原病

- 膠原病は全身性疾患で腸管にも病変ができる．
- 腸管病変は，腸管壁の小血管炎に基づく虚血によって生じる．
- 小腸・大腸の双方にみられるが，小腸病変の方が多い．主なものは，全身性硬化症（PSS），全身性紅斑性狼瘡（SLE），結節性動脈周囲炎（PN）などである．
- 多発性潰瘍で出血・穿孔を起こしうる．

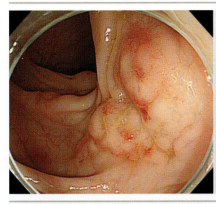
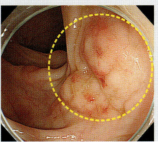

図11 アミロイドーシス
境界やや不明瞭な，限局した浮腫状粘膜で血管透見は消失し，内部に発赤およびびらん（黄色破線）を伴っている．

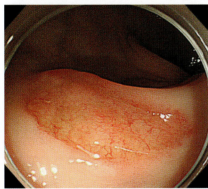
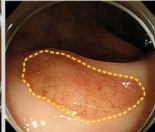

図12 アミロイドーシス
血管透見の低下した浮腫状粘膜内の浅い陥凹（黄色破線）．内部はやや黄色で軽度拡張した血管が透見される．

2）Behçet病
- 本症の発生病理に細小血管の変化を重視する説がある．

3）糖尿病
- 血管の硬化から生じる．

4）尿毒症性大腸炎 uremic colitis
- 尿毒症・腎不全患者に出血性，潰瘍形成型の腸炎が生じやすい．

5）腸間膜静脈硬化症 mesenteric phlebosclerosis（静脈硬化性大腸炎 phlebosclerotic colitis とも呼ばれる）
- 大腸壁内からの腸間膜の静脈に石灰化が生じ，静脈の還流障害から慢性の虚血性変化をきたす疾患である．
- 主として右側結腸壁・上腸間膜静脈領域の静脈に硝子化と石灰化を伴う虚血性腸病変を認める．
- 原因は不明とされているが，サンシシを含有する漢方薬の長期投与が原因の一つとして注目されている．
- 内視鏡的には，粘膜が青銅色（暗紫色もある）となり，血管透見の消失した光沢のない浮腫状の粘膜，びらん・潰瘍，拡張・怒張した静脈などがみられる．
- 狭窄をきたすこともある．
- 腹部単純X線写真やCTで，右側結腸壁に一致して石灰化を認めることがある．

6) **アミロイドーシス**(→小腸のアミロイドーシスについてはp28参照)
- アミロイドの主として粘膜下層への沈着によって生ずる．
- アミロイドの沈着様式は食道から直腸まで共通で，粘膜筋板と血管壁にみられる(粘膜固有層のみの生検では証明されないこともある)．
- アミロイドの臓器沈着の頻度は以下の通り．
  - 原発性では肝，心，脾に90％前後，副腎，消化管，膵に70％前後である．
  - 続発性では脾に80％前後，次いで腎，甲状腺，肝，消化管，肺の順となる．
  - 消化管の中では胃・十二指腸，直腸での生検で同定されることが多い．

(1) 症状
- アミロイドの血管周囲への沈着による血流障害と筋層内沈着による運動障害が最も大きな要因となる．
- 無症状の例から，下痢，腹痛，消化吸収障害をきたし，出血を生ずる例までいろいろである．

(2) 内視鏡所見
- ほとんど肉眼的に変化を認めない例も多い．
- 粘膜や絨毛の粗糙化〜平坦化，皺襞の消失，アミロイドの結節状沈着による結節形成がある．
- 血管周囲への沈着による粘膜の虚血性変化として，びらんや浅い潰瘍形成を認める．
- アミロイド変性による血管壁の脆弱化に伴う粘膜の易出血性を呈する．

⑦薬剤起因性大腸炎

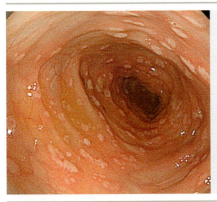 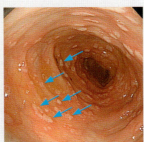

図1 偽膜性大腸炎 びまん性に厚みの薄い半球状の白色粘液が付着（いわゆる偽膜）（→）している．

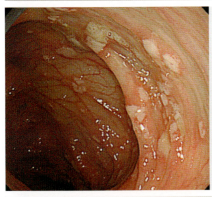 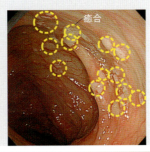

図2 偽膜性大腸炎 偽膜はさまざまな形態を示し（黄色破線），一部で癒合している．

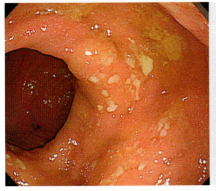 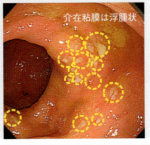

図3 偽膜性大腸炎 介在粘膜は浮腫状で血管透見は低下している．偽膜（黄色破線）は黄白色を呈している．

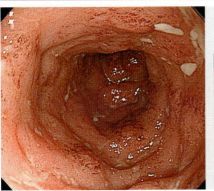 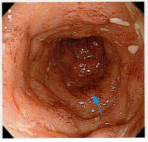

図4 偽膜性大腸炎 炎症が高度で，一部少量の出血（→）が散見される．

- 薬剤起因性大腸炎 drug associated colitis は薬剤投与に起因する急性腸炎であり，主として抗生物質が原因となるが，非ステロイド性抗炎症薬 nonsteroidal anti-inflammatory drugs(NSAIDs)，抗癌剤，降圧薬，免疫抑制薬，経口避妊薬，重金属薬などでもみられる．
- 近年では，主に固形癌で使用されるようになっている免疫チェックポイント阻害薬による腸炎も注目されている．
- 薬剤服用歴や現在の治療に関する問診がきわめて重要である．

a. 急性出血性大腸炎 acute hemorrhagic colitis(AHC)

- 広域スペクトラム抗生物質(ABPCおよびその誘導体)の服用中に生じる急性区域性出血性腸炎．
- 急性出血性大腸炎の発症機序は不明である．
- 機序はアレルギー反応で，薬剤服用数日後に腹痛を伴う突然の血性下痢で発症する．
- 深部大腸に好発し，粘膜の発赤，浮腫，びらん，出血を認める．
- 薬剤の中止のみで数日で軽快することが多い．
- 瘢痕治癒はあっても非常にまれで，通常，跡形もなくきれいに治る．
- 最近，ニューキノロン系薬剤による出血性腸炎が報告されており，その特徴として薬剤服用から数週間後に発症する．非定型的な虚血性腸炎をみた場合は，数週間前までさかのぼって薬剤服用歴を詳細に問診しなければならない．再発症もありうる．

b. 偽膜性大腸炎 pseudomembranous colitis(PMC)

- 高齢者，重篤な基礎疾患を有する患者に好発し，セフェム系，リンコマイシン系の抗菌薬が起因薬剤として多い．
- 主症状は下痢，腹痛，発熱で，菌交代現象により異常増殖した *Clostridium difficile* の毒素が原因である．
- 診断は大腸内視鏡検査で偽膜を確認するか，便中の *C. difficile* 毒素を証明する．
- 毒素検査では偽陰性も30％程度あるといわれているため，臨床的に本疾患が疑われる場合には積極的に大腸内視鏡検査を検討する．
- 内視鏡所見
  - 黄白色の半球状偽膜が多発する．
  - 重症例では偽膜相互の癒合により不整形，地図状の偽膜もある．
  - 偽膜間の粘膜は正常のことも，発赤が強いこともある．
- 治療は薬剤投与の中止，メトロニダゾール内服による治療を第一選択として，重症例にはバンコマイシンの内服で対応する．繰り返す症例にたいしては，フィダキソマイシンによる治療も検討する．
- 治癒すると偽膜は完全に消失する．

⑦薬剤起因性大腸炎

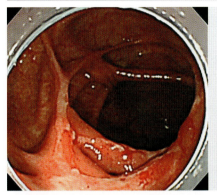
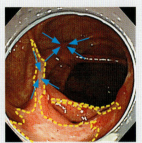

図5　NSAIDs起因性腸炎　回盲部に地図状の浅い潰瘍（黄色破線）を認め，瘢痕による変形（→）を伴う．

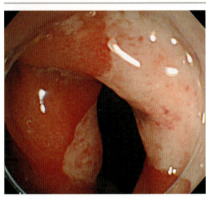
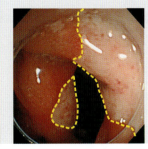

図6　NSAIDs起因性腸炎　S状結腸の粘膜は浮腫状で，発赤を伴った浅い円形の潰瘍（黄色破線）を認める．

c. NSAIDs起因性腸炎

- NSAIDsは胃腸障害を起こすことはよく知られ，消化性潰瘍には禁忌である．
- 一般的に消化管症状として下痢，吸収障害，脂肪性下痢，蛋白漏出性胃腸症などがみられる．
- インドメタシン，メフェナム酸などのNSAIDsは，腸管（特に小腸）粘膜に炎症性変化を起こしうる．
- 大腸病像は，一過性の粘膜発赤から潰瘍性大腸炎に類似したびまん性炎症，地図状潰瘍まで多岐にわたる．
- 小腸病変の方が大腸病変より高度のことが多く，潰瘍形成，瘢痕性狭窄などがみられ，クローン病類似の多発性潰瘍が生ずることがある．
- 原因薬剤の中止により治癒する．

d. MRSA腸炎

- メチシリン耐性黄色ブドウ球菌methicillin-resistant *Staphylococcus aureus*（MRSA）による腸炎で，術後や免疫能の低下した患者へのセフェム系薬剤の投与によって生じ，病変は小腸〜大腸の広範囲に及ぶことが多い．
- 主症状は発熱，腹痛，嘔吐，水溶性下痢で，麻痺性イレウスを生じることも多い．診断には，便，胃ゾンデ，腸瘻チューブからの廃液培養を行い，MRSAを検出する．

Ⅲ．大腸

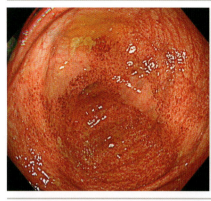
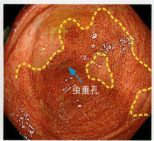

図7 免疫チェックポイント阻害薬による大腸炎

盲腸に地図状びまん性に発赤を認める（黄色破線）．血管透見は発赤部に一致して消失している．

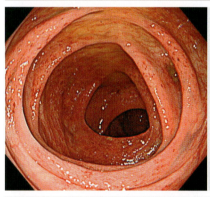
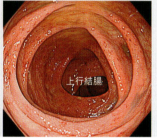

図8 免疫チェックポイント阻害薬による大腸炎

上行結腸に縦走する発赤粘膜を認める．

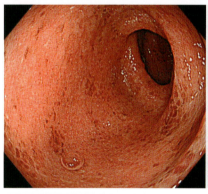
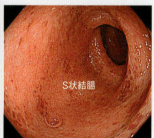

図9 免疫チェックポイント阻害薬による大腸炎

全周に血管透見の低下，発赤，粗糙粘膜を認める．やや浮腫状粘膜となっている．

e．抗癌剤による腸炎

- 抗癌剤による腸粘膜障害や腸内細菌叢の変化による腸炎発症予防のため，消化管滅菌を行うこともある．
- 免疫チェックポイント阻害薬による腸炎は，潰瘍性大腸炎様の所見を呈し，重症の場合には治療としてステロイドを使用する．

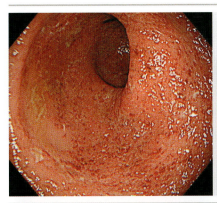 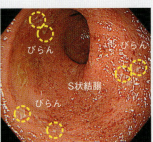

図10 免疫チェックポイント阻害薬による大腸炎

血管透見の低下，発赤，粗糙粘膜を認め，一部にびらん（黄色破線）もみられる．

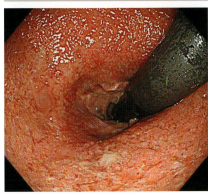 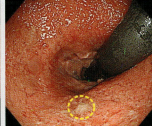

図11 免疫チェックポイント阻害薬による大腸炎

直腸反転像．血管透見の低下，発赤，粗糙粘膜に加え，膿性粘液（黄色破線）も認める．

f. その他の腸炎

- プロスタグランジン合成阻害薬，降圧薬，経口避妊薬，高濃度のKCL腸溶錠，金（gold salts）などは虚血性機序で腸粘膜障害を生じる．
- いずれも薬剤中止が治療の基本である．

3. 疾患からみた内視鏡所見／2）大腸炎症性疾患

⑧微生物による腸炎

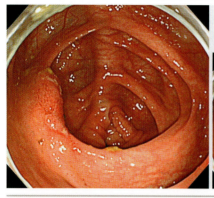
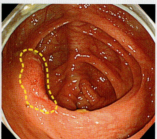

図1　カンピロバクター腸炎　　回盲弁に限局した発赤（黄色破線）を認める．

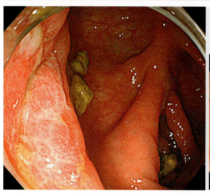
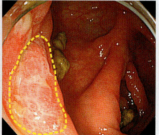

図2　カンピロバクター腸炎　　図1と同一症例．同部位に浅い潰瘍（黄色破線）を伴う．

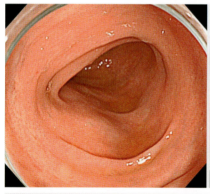
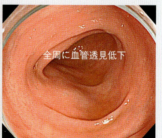

図3　カンピロバクター腸炎　　S状結腸には，全周性に血管透見が低下した粘膜を認める．

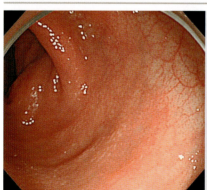
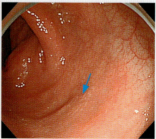

図4　カンピロバクター腸炎　　図3と同一症例．発赤と膿様粘液の付着（→）を認める．

a. 細菌感染症（感染性腸炎）

- 通常1〜2週間，長くて40日位の経過で，しかも炎症が消退すれば器質的な変化を残さずに治癒する．
- 赤痢菌，サルモネラ菌，腸炎ビブリオ，カンピロバクター，病原性大腸菌，各種の嫌気性菌による．
- カンピロバクター腸炎が急激に増加している．
- 急性感染性腸炎の上位を占めているサルモネラ腸炎，腸炎ビブリオによる腸炎などは，ほぼ横ばいの状態で，その発生数に著しい変化はみられない．
- 激減していたといわれる細菌性赤痢は，輸入例の増加という面で再び注目されている．
- 重篤な感染症は減ったが，頻度は決して低くない．
- 近年，腸管出血性大腸菌（*E. coli* O-157）による大腸炎の集団発生が多い．死亡例もある．

1）細菌性赤痢
- 下部大腸に好発するびまん性炎症を認める．
- 出血，浮腫，びらん形成：潰瘍性大腸炎に類似した内視鏡像（深い潰瘍や狭窄を生じる重症例は近年，まれ）をとる．
- 内視鏡，組織像とも非特異的で，診断は糞便の細菌学的検査による．

2）サルモネラ感染症
- サルモネラ属腸内細菌による感染症．感染性腸炎の起因菌として最も頻度が高い．

1）急性胃腸炎
- 潜伏期間が8〜48時間と短く，悪心，嘔吐，腹痛，発熱，下痢，血便で発症する．
- 結腸・回腸が好発部位：潰瘍を主体とした炎症を認める．
- 初期はリンパ濾胞に一致した小潰瘍である．
- 潰瘍はdiscreteにみえる．
- どちらかといえばクローン病に類似した内視鏡像をとる．

2）腸チフス
- *Salmonella typhi*（チフス菌）による感染症であり，まれである．
- 回腸終末部に好発する多発性潰瘍性病変で，穿孔を起こすことがある．

3）カンピロバクター腸炎
- 近年，食中毒の原因菌として注目されている．
- 小腸病変が多いが，大腸にも炎症が生じる．回盲弁に潰瘍を認めることが多い．
- 非特異的な内視鏡像であるが，アフタ性大腸炎，潰瘍性大腸炎，クローン病と類似した症例が報告されている．

4）腸管出血性大腸菌（*E. coli* O-157）腸炎
- 病原性大腸菌O-157：H7は腸管出血性大腸菌enterohemorrhagic *E. coli*（EHEC）に分類される．
- EHECはVero毒素を産生し，食中毒として集団発生しうる．

Ⅲ. 大腸

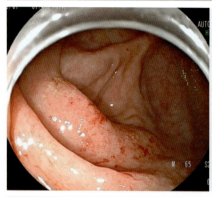
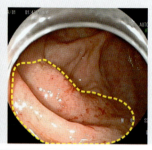

図5 病原性大腸菌腸炎（ETEC）
盲腸は血管透見低下し，腫脹した易出血性の発赤を伴った粘膜（黄色破線）を認める．

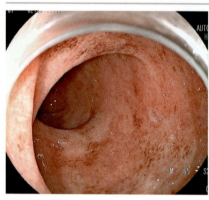
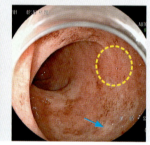

図6 病原性大腸菌腸炎（ETEC）
S状結腸では，血管透見の低下に加え微細顆粒状粘膜（黄色破線）や膿様粘液（→）の付着がみられる．

- 潜伏期は3～8日で，下痢，血便，腹痛を伴う出血性大腸炎を引き起こす．
- 腹痛（特に右下腹部），（出血性）下痢が主症状である．右半結腸に限局した虚血性腸炎類似病変を呈する．
- 内視鏡像も虚血性大腸炎に類似し，粘膜の強い浮腫と充血で，進行するとびらん，潰瘍，偽膜を生じる．
- ときに溶血性尿毒素症候群，血栓性血小板減少性紫斑病など，重篤な合併症を併発する．
- 病原性を有する大腸菌にはEHECの他に下記が知られている．
    腸管病原性大腸菌　enteropathogenic *E. coli*（EPEC）
    組織侵入性大腸菌　enteroinvasive *E. coli*（EIEC）
    毒素原性大腸菌　　enterotoxigenic *E. coli*（ETEC）
    出血性大腸菌　　　enterohemorrhagic *E. coli*（EHEC）
- 診断確定には便培養による起炎菌同定，血清抗Vero毒素抗体の検出が必要である．
- 止痢薬は細菌の増殖を助長する可能性があり，本疾患のような毒素産生性腸炎では禁忌である．
- 抗菌薬に関しては，厚生労働省はホスホマイシンの経口投与を選択肢として呈示している．
- FOM，ニューキノロン系抗菌薬は大腸菌，ビブリオ，サルモネラなど夏季に感染の多い菌種にも有効なため，病名が確定していない早期治療に多用される．

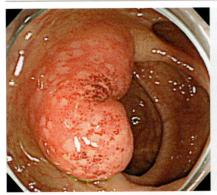
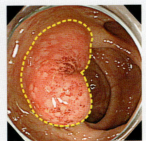

図7 腸炎ビブリオ腸炎　回盲弁（黄色破線）は著明に腫大し，発赤を伴う．盲腸粘膜は炎症所見を認めない．

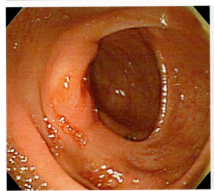
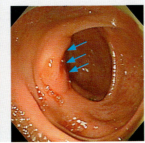

図8 エルシニア腸炎　回盲弁は腫大し，限局した易出血性の発赤（→）を認める．盲腸粘膜は炎症所見を認めない．

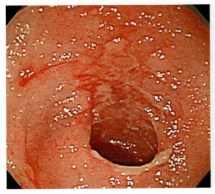
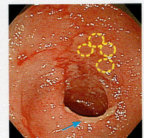

図9 エルシニア腸炎　終末回腸では，リンパ濾胞やPeyer板の腫大による小半球状隆起（黄色破線）がみられるほか，びらんや潰瘍（→）も併存する．

5）腸炎ビブリオ腸炎

- 日本における細菌性食中毒の過半数を占める．
- 大腸ではS状結腸に好発する（大腸病変は少なく，小腸に好発）．
- 内視鏡所見は，粘膜の発赤，浮腫，潰瘍，Bauhin弁の腫大，発赤である．

6）エルシニア腸炎

- ヒトに腸炎をきたすYersinia属はY. enterocoliticaとY. pseudotuberculosisが知られている．
- 内視鏡所見は，回腸終末部のたこいぼびらん（cobblestone類似の所見），不整形の潰瘍，びらん，粗糙なちりめん状を呈する粘膜肥厚，回盲弁の腫大や表面びらんである．

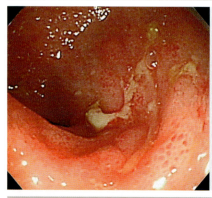
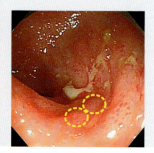

図10　エルシニア腸炎　終末回腸では，リンパ濾胞やPeyer板の腫大による小半球状隆起（黄色破線）がみられる．

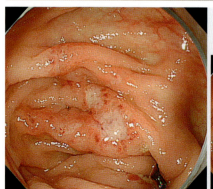
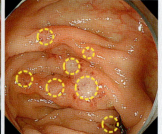

図11　アメーバ赤痢　盲腸に，汚い白苔の付着したびらん（黄色破線）が多発している．周囲粘膜では血管透見が保たれている．

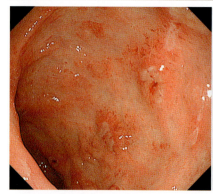
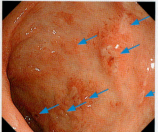

図12　アメーバ赤痢　背景粘膜の血管透見は低下し発赤と軽度の浮腫を伴う．汚い白苔を有するタコイボ様隆起（→）が縦走している．

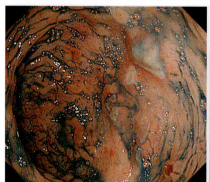
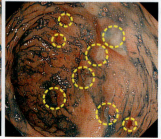

図13　アメーバ赤痢　図9と同一症例．インジゴカルミン散布にて，タコイボ様隆起（黄色破線）が明瞭となる．

7）MRSA腸炎

- メチシリン耐性黄色ブドウ球菌 methicillin-resistant *Staphylococcus aureus*（MRSA）による腸管感染症である．
- 主に院内感染としてみられる．
- 腹部手術後に多くみられる．
- セフェム系抗生物質（第3世代）の使用機会が増え，それによる腸内環境の変化が大きく関与する．
- 内視鏡所見に特徴的なものはない．

b. 寄生虫による腸炎

- 寄生虫は次のように分類される．
    1) 原虫類：単細胞生物で，感染様式は細菌に類似する．アメーバ赤痢，ランブル鞭毛虫症，シャーガス病，大腸バランチジウム症など．
    2) 蠕虫類：多細胞生物．人体内では増殖しないが，それぞれの固有な宿主内の寄生部位に選択性（臓器特異性）が強い．糞線虫症，住血吸虫症など．
- 日本において臨床的に問題になるのは，大腸におけるアメーバ赤痢，上部小腸の糞線虫症，ランブル鞭毛虫症などである．
- 腸管からよく日本住血吸虫卵が生検採取されるが，腸病変と直接の関係がないことが多い．

1）アメーバ赤痢

- 原虫である赤痢アメーバ *Entamoeba histolytica* による大腸の炎症である．
- 右側結腸，盲腸，直腸に好発する．
- 最近，輸入感染症としてよりも男性同性愛者の直腸炎として注目されているが，経口感染もそのルートとなることがある．
- 内視鏡的にはタコイボ様隆起は特徴的であるが，進展すると潰瘍化する．
- 潰瘍性大腸炎類似の内視鏡像を呈することもあり，鑑別上重要な疾患である．
- 必ずしもいわゆる赤痢症状を呈さない．non-dysenteric amebic colitis も少なくない．
- 日本でみるアメーバ赤痢は，一般に軽症である．
- 診断は糞便中に *E. histolytica* の嚢子を証明することである．
- 血清学的診断法が簡単で精度が高い．

2）糞線虫症

- 糞線虫 *Strongyloides stercoralis* による上部小腸感染症である．
- 糞線虫は高温多湿の熱帯，亜熱帯に広く分布する．日本では九州南部，特に沖縄，奄美地方で認められる．
- 多くの場合，無症状であるが，発症すると重症化し，ときに死亡することもある（重症糞線虫症の場合，吸収障害による衰弱死に至る）．
- 口側腸管に病変は強いが，大腸に病変が及ぶこともある．
- 内視鏡では，粘膜の炎症，出血，びらん，潰瘍などの非特異的炎症所見，粘膜ひだの腫大，

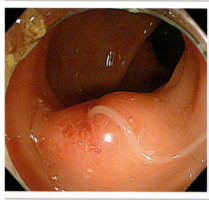
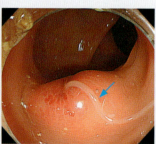

図14　大腸アニサキス症

下行結腸に中央にびらんを伴った浮腫状隆起を認める．中心には線状のアニサキス虫体（→）を認める．

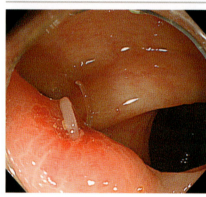
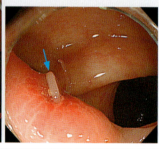

図15　大腸アニサキス症

虫体（→）は観察中に動き，中央部はいわゆるvanishing tumorといわれる隆起性病変である．

　　　消失，絨毛配列の乱れを認める．
- 組織学的変化は非特異的な慢性炎症像である．
- 自家感染が強いときは，種々の臓器に移行する．

3）ランブル鞭毛虫症

- ランブル鞭毛虫 *Giardia lambria* による腸管炎症である．
- 十二指腸，空腸に炎症を生ずる．
- 感染したヒトの一部に小腸炎，吸収障害が起こる．
- 腸の粘膜に肉眼的に明らかな変化がくることはまれである．発赤，浮腫，時にびらんを認める．
- 診断は十二指腸液中の栄養型虫体，糞便中の囊子を証明することである．
- 組織学的に腺窩底に好中球を伴ったacute focal inflammationがみられる．

4）住血吸虫症

- 腸管に寄生するのは，マンソン住血吸虫 *Schistosoma mansoni*（大腸へ虫卵沈着），日本住血吸虫 *Schistosoma japonicum*（小・大腸へ虫卵沈着）が主である．
- マンソン住血吸虫症では，アメーバ赤痢に似た大腸炎（粘膜の充血，浮腫，びらん，出血）を生ずる．
- 虫卵を核として肉芽腫ができると，ポリープ状に内腔へ突出する．
- 日本住血吸虫は小腸に潰瘍性病変を生ずることがある．

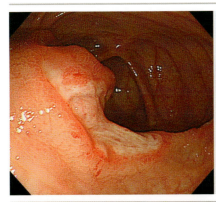
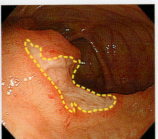

図16　CMV大腸炎

回盲弁上に類円形の境界明瞭な潰瘍（黄色破線）を認める．潰瘍底は深掘れで斜走する筋層を認める．

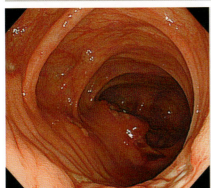
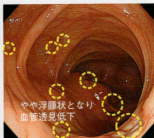

図17　CMV大腸炎

びらんもしくは潰瘍（黄色破線）が，やや浮腫状となった大腸粘膜にびまん性に散在する．

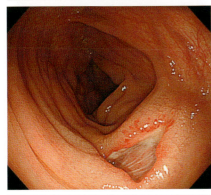
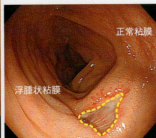

図18　CMV大腸炎

CMV腸炎に特徴的な深掘れ潰瘍（黄色破線）を認める．

5）アニサキス症

- アニサキスと呼ばれる一群の線虫は，クジラやイルカの胃に寄生する回虫の一種．第一中間宿主はオキアミ，第二中間宿主は種々の海産魚およびスルメイカ．
- 胃アニサキス症に比較してまれである．
- 穿通，腸閉塞を起こすことがある．
- 腸では回腸に多い．
- 虫体を認め，周囲に発赤，浮腫がみられることがある．
- 虫体の刺入部位は大腸では右半結腸に多い．

c. ウイルスによる腸炎

サイトメガロウイルス(CMV)感染症

- 多くの場合，日和見感染である（AIDSなどの免疫不全，潰瘍性大腸炎，ステロイドや免疫抑制薬投与など）．
- 大腸は全大腸にわたる炎症が多いが，小区域に限局することもある．
- 内視鏡所見は，びまん性のびらん，浮腫，発赤，下掘れ潰瘍などが主要なものである．
- AIDS患者にみられる腸管病変には次のようなものがある．
    1) HIV腸症：HIVが直接関与するもの（免疫機能低下前にHIVが直接関与する下痢，腹痛など）．
    2) 日和見感染症（CMVなど）．
    3) 二次性悪性腫瘍（カポジ肉腫，悪性リンパ腫など）．

3. 疾患からみた内視鏡所見／2）大腸炎症性疾患

⑨腸結核

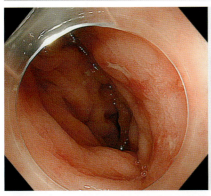
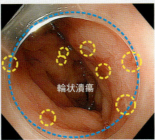

図1　腸結核

細長く，比較的浅い潰瘍（黄色破線）が，輪状に全周に連なっている（青色破線）．

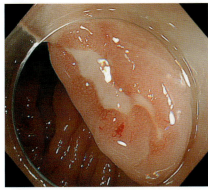
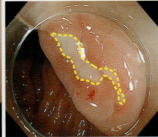

図2　腸結核

潰瘍辺縁（黄色破線）は不整で，周囲粘膜は浮腫状となっている．

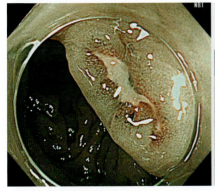
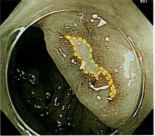

図3　腸結核

図2と同一症例．非拡大NBI観察を行うと境界（黄色破線）が明瞭となる．

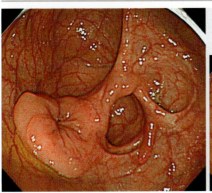
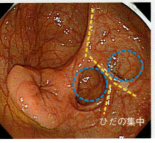

図4　腸結核（瘢痕）

多発する潰瘍が瘢痕化し，ひだ（黄色破線）集中を認める．ひだが癒合した部分では偽憩室形成（青色破線）が認められる．

- 腸結核 enteric tuberculosis は結核菌 *Mycobacterium tuberculosis* によって起こる腸の炎症である．
- 近年，結核は増加傾向にある．
- 特異性肉芽腫（結核結節）を形成する．
- 生検組織診断，培養，PCR（polymerase chain reaction）などによる結核菌の証明ができないことも多い．
- 形態学的診断が重要であり，治療的診断を行うこともある．
- 右側結腸，回腸に好発する．
- 回盲弁から遠ざかるほど頻度が低くなり，直腸ではまれである．
- 潰瘍を主体とした区域性炎症であり，分布がスキップすることもある．
- 肺結核と関連のない症例も多い．

a. 腸結核の内視鏡所見

1) 活動期
- 潰瘍は正常粘膜に囲まれることが多い（discrete ulcer）．
- 小さいときはアフタ様，小円形の形をとる．
- 大きくなると輪状，帯状，地図状を呈する．潰瘍は浅くて底は平盤状である．
- 大きな潰瘍の周囲は盛り上がって，あかぎれ状の模様がある．
- cobblestone 像はない．
- びまん性にみえるときでも，よくみると潰瘍が多発しているだけで，潰瘍間の粘膜の炎症はあっても軽い．

2) 治癒像
- 潰瘍瘢痕の多発と粘膜の萎縮（瘢痕萎縮帯，炎症性憩室＝偽憩室）を伴う．
- ポリポーシス様を呈することがある．
- 小腸の帯状潰瘍の瘢痕化による輪状狭窄像を示すこともある．

⑩粘膜脱症候群

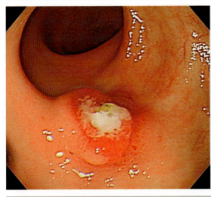
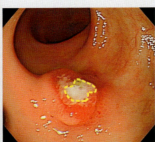

図1 粘膜脱症候群（潰瘍型）

中心に白苔を伴った潰瘍（黄色破線）を認め，周囲は発赤および隆起も伴っている．

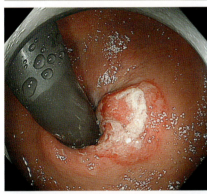
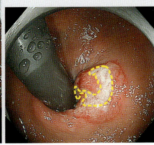

図2 粘膜脱症候群（非潰瘍型）

中央に粘液付着を伴う隆起状病変（黄色破線）があり，癌との鑑別が重要となる．

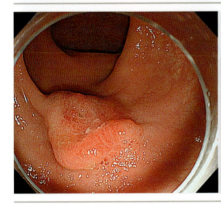
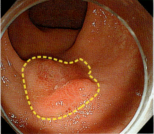

図3 粘膜脱症候群（非潰瘍型）

第1 Houston弁に連続して，扁平隆起性病変（黄色破線）を認める．

- 粘膜脱によって生じる類似した病理組織像を呈する一群の疾患があり，粘膜脱症候群mucosal prolapse syndrome（MPS）と呼ばれる．
- 隆起型，潰瘍型，平坦型があり，多彩な形態を呈する．
- 直腸中下部の前壁〜前側壁に多い．
- 長時間の排便時間，いきみの習慣，直腸脱などでみられる．
- 生検で線維筋症（fibromuscular obliteration）が証明されれば確定診断されるので，疑った場合には積極的に組織生検を行う．
- 治療においては，排便習慣の改善をはかることが重要である．
- 従来の直腸孤立性潰瘍solitary ulcer of the rectum，深在性嚢胞性大腸炎colitis cystica profunda（CCP）などを包括する病名である．

Ⅲ．大腸

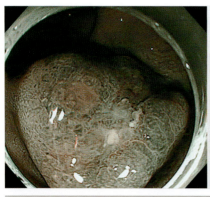
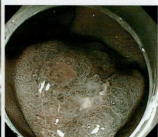

図4 粘膜脱症候群（非潰瘍型）　図3と同一症例の弱拡大NBI拡大像．中央部はやや陥凹しており，拡大観察ではその表面に異常pitを認めない．

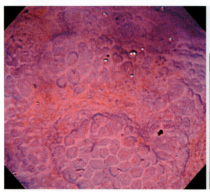
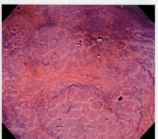

図5 粘膜脱症候群（非潰瘍型）　図3と同一症例のクリスタルバイオレット染色像．中央部はやや陥凹しており，拡大観察ではその表面に異常pitを認めない．

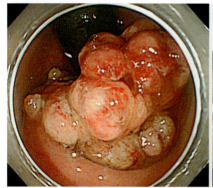
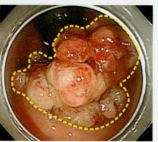

図6 粘膜脱症候群（非潰瘍型）　多結節性隆起（黄色破線）を肛門端周囲に認める．

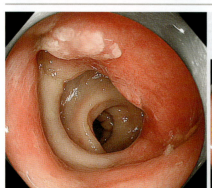
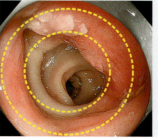

図7 粘膜脱症候群（非潰瘍型）　直腸Rbに全周性に赤色の粘膜変化（黄色破線）を認める．

3. 疾患からみた内視鏡所見／2）大腸炎症性疾患

⑪その他の炎症性疾患

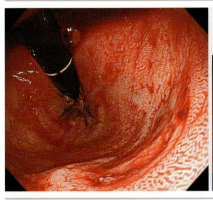
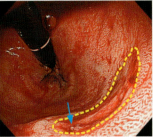

図1　直腸潰瘍

直腸Rbに浅い潰瘍（黄色破線）を認め、血管断端（→）がみられる。

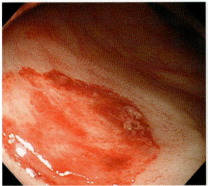
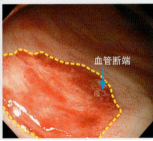

図2　直腸潰瘍

歯状線より距離があり、宿便潰瘍（黄色破線）の可能性が高いと考えられる。

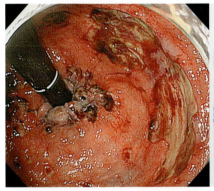
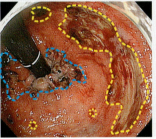

図3　直腸潰瘍

直腸肛門移行部からRbにかけて、全周性に地図状潰瘍（青色破線）を認め、口側には大小さまざまな潰瘍（黄色破線）が散在している。

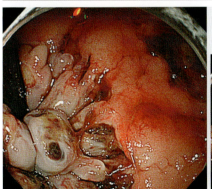
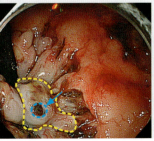

図4　直腸潰瘍

潰瘍内に露出血管（黄色破線）を認め、内痔核上にも出血痕（青色破線）と思われるびらんを認める。

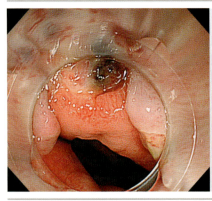
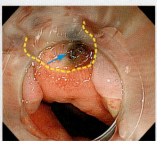

図5 直腸潰瘍

潰瘍内(黄色破線)に露出血管(→)を認める.

a. 急性出血性直腸潰瘍 acute hemorrhagic rectal ulcer(AHRU)

- 直腸下端(直腸Rbから歯状線にかけて)の出血性潰瘍である.
- 大きいものは輪状になる傾向があり,主病変の口側に小潰瘍を伴うこともある.
- 特異的な病理組織像はない.
- 高齢者で重篤な基礎疾患(脳血管障害,骨折など)を有するものに多い.
- ストレス,仰臥位での寝たきり状態による下部直腸粘膜血流障害が原因とされる.
- 宿便性潰瘍,坐薬による薬剤性潰瘍,直腸のDieulafoy型潰瘍などとの異同が問題となることもある.

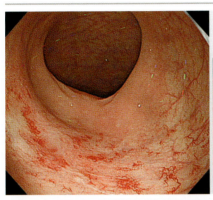
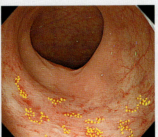

図6 放射線障害による腸炎　直腸にびまん性に毛細血管（黄色破線）が増生している．

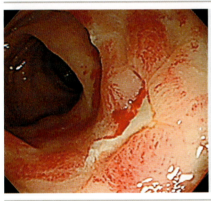
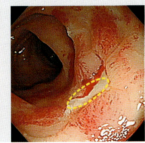

図7 放射線障害による腸炎　炎症が高度であると，粘膜浮腫および潰瘍形成（黄色破線）もみられ，潰瘍からの出血も伴う．

b. 放射線障害による腸炎

1) 小腸炎

- 小腸粘膜は大腸粘膜より放射線に対する感受性が高いが，可動性に富む（固定性に乏しい）ため，同一部位が照射の影響を受けにくい．
- したがって小腸の放射線障害は少ない．
- 腹部手術などで腸管癒着のある症例では，上記の条件がなくなるので，小腸も放射線障害を被る．

2) 直腸炎

- 骨盤内臓器，特に子宮頸癌に対する放射線治療の後障害が多い．
- 直腸に好発する（照射部位に近く，可動性少ないため）．
- 慢性出血により高度の貧血を起こすことがある．
- 内視鏡所見
  - 早期反応：出血，びらん，潰瘍．
  - 晩期反応：毛細血管拡張，腸壁の線維化による狭窄，瘻孔など．

Ⅲ．大腸

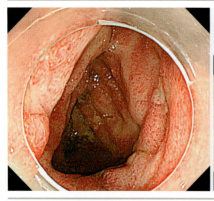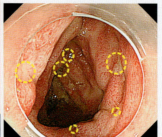

図8　GVHD（重度）

びまん性の点状・斑状発赤を伴った背景粘膜に，散在するびらんおよび潰瘍（黄色破線）を認める．

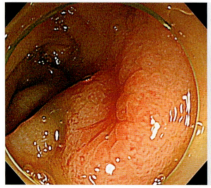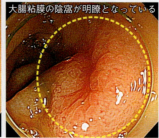

図9　GVHD（重度）

大腸粘膜の陰窩が明瞭となっている

浮腫粘膜内に出血を伴ったびらん（黄色破線）を認める．周囲粘膜では大腸陰窩のpitが強調されたいわゆる亀甲状粘膜模様が認められる

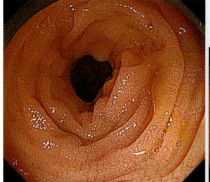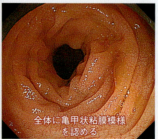

図10　GVHD（軽度）

全体に亀甲状粘膜模様を認める

粘膜は全体に浮腫状で亀甲状粘膜模様を認める（S状結腸）．

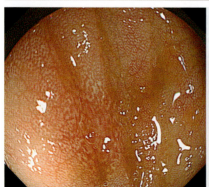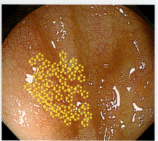

図11　GVHD（軽度）

図10と同一症例．近接して観察すると開大した腺管間に白色物質（黄色破線）が沈着している．

c. 好酸球性胃腸炎

- 消化管壁への高度な好酸球浸潤と，末梢血の好酸球増加をみる．
- 原因は不明であるが，アレルギー説が考えられている．
- Kleinら(1970)は本症を次の3型に分類した．
    - 粘膜に主な変化があるタイプ：消化管出血，蛋白漏出性腸症
    - 筋層に主な変化があるタイプ：消化管壁の肥厚と硬化
    - 漿膜下層に主な変化があるタイプ：腹膜炎，好酸球性腹水貯留
- 内視鏡像は，消化管粘膜の発赤，浮腫，びらん，易出血性，潰瘍形成である．

d. 腸間膜脂肪織炎 mesenteric panniculitis

- 腸間膜脂肪組織の原因不明の炎症である．
- 病変が高度になると，腸管壁にも壁硬化，狭窄などの変化が及ぶ．
- 診断はCT，超音波により脂肪組織の炎症が描出される．
- 内視鏡像は，狭窄部(腸間膜側に片側性)に粘膜の浮腫，発赤，易出血性粘膜を認める．
- 注腸X線像では，4型大腸癌，転移性大腸癌，放線菌症などとの鑑別が必要となる．

e. graft-versus host disease(GVHD)

- 移植片対宿主病と訳される．
- 非自己であるドナー由来のリンパ球が組織障害を起こす．
- 消化管全域にわたって炎症性変化を起こし，腸管も例外ではない．
- 腸管は回腸の中下部と右半に好発する．
- 軽いものは粘膜の発赤，浮腫，びらん，潰瘍を認め，高度になると表層上皮の完全脱落を伴う．
- 組織学的は，陰窩上皮細胞のapoptosisが認められることがあり，早期診断に有用とされる．

f. collageneous colitis(膠原線維性腸炎)

- 顕微鏡的大腸炎microscopic colitisの一つで，大腸内視鏡的には特異的異常所見を認めず，組織検査によって異常を認め，慢性水様性下痢に特徴がある．
- 良好な大腸内視鏡前処置のもとインジゴカルミン散布を行うと無名溝の乱れや粘膜粗糙など粘膜模様の異常を認める．
- 大腸生検組織検査所見は，上皮下にコラーゲンバンドの蓄積を認める．
- 特発性以外に，アスピリンや非ステロイド性抗炎症薬(NSAIDs)，プロトンポンプインヒビター(ランソプラゾール)などの薬剤投与により発症することもある．

3. 疾患からみた内視鏡所見／3）その他の大腸疾患

①大腸憩室

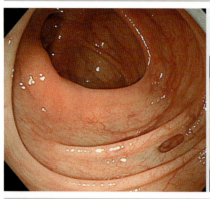
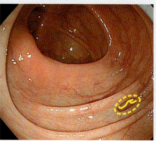

図1　大腸憩室（単発型）　周囲粘膜から連続して，憩室底の粘膜に透見血管（黄色破線）を認める（直細血管）．

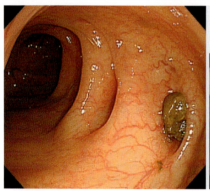
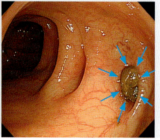

図2　大腸憩室（多発型）　憩室内に便がはまり込んでいる所見も多く認められる（→）．

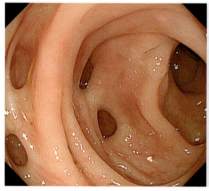
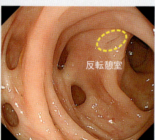

図3　大腸憩室（多発型）　S状結腸に多発する憩室を認め，そのうち一つ（黄色破線）は不完全に反転しており，粘膜に同心円状の溝を認める．

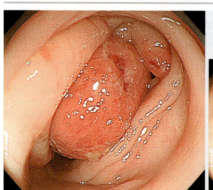
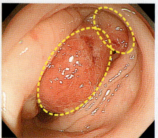

図4　大腸憩室炎（急性期）　周囲粘膜が粘膜下腫瘍様に隆起し（黄色破線），憩室孔が閉じられている．粘膜は発赤も強く，緊満している．

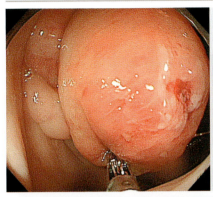 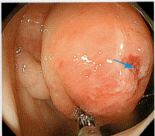

図5　大腸憩室炎（急性期）　図4と同一症例．周囲粘膜が粘膜下腫瘤様に隆起し，憩室孔（→）が閉じられている．粘膜は発赤も強く，緊満している．

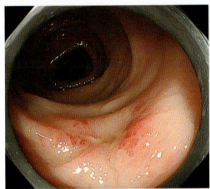 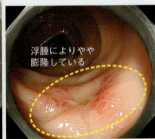

図6　大腸憩室炎（治癒期）　憩室孔は周囲の浮腫状粘膜により閉じた状況で（黄色破線），周囲に発赤した粘膜を伴っている．

浮腫によりやや膨隆している

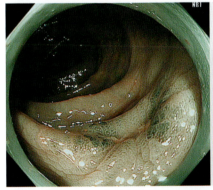 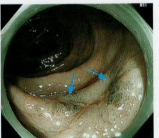

図7　大腸憩室炎（治癒期）　図6と同一症例．非拡大NBI観察では，周囲に充血した粘膜（→）を伴っているのが明瞭となる．

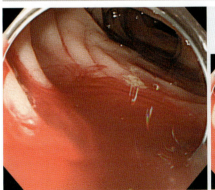 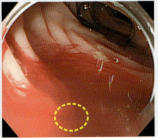

図8　憩室出血　6時方向から湧出性の出血を認め，同部位が出血源（黄色破線）である可能性が考えられる．

Ⅲ．大腸

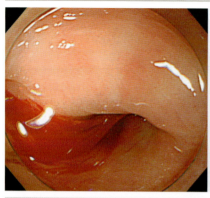
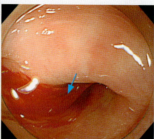

図9　憩室出血

図8と同一症例．洗浄および吸引を行うと，憩室内に凝血塊（→）が付着しているのが観察される．

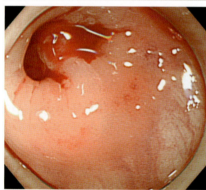
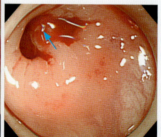

図10　憩室出血

図8と同一症例．内視鏡先端の透明キャップで，ひだをめくるように憩室内を観察すると出血源（→）が同定された．

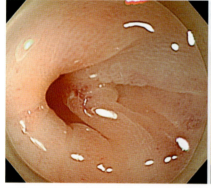
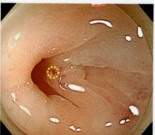

図11　憩室出血

図8と同一症例．出血は断続的であり，止血時に観察すると小さなびらん（黄色破線）が認められる．

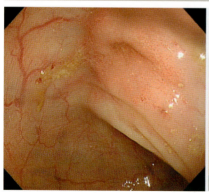
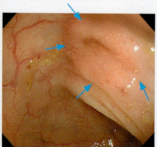

図12　憩室反転

隆起性病変のように見えるが，よく見ると中央部に陥凹があり，また隆起部も浮腫状粘膜（→）で通常の上皮性腫瘍とは異なることがわかる．

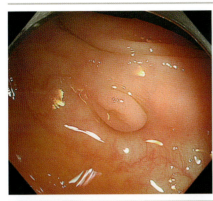
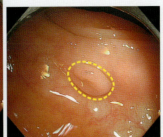

図13　大腸憩室反転

軟らかい平坦な広基性隆起で一見上皮性腫瘍（黄色破線）にみえる．

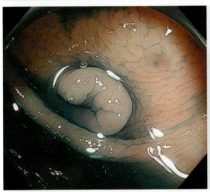
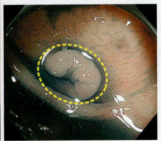

図14　大腸憩室反転

図13と同一症例．インジゴカルミン散布により中心の溝および同心円状の輪状しわ（黄色破線）を認め，憩室であると判断できる．

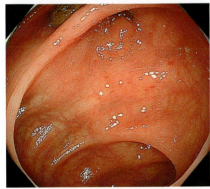
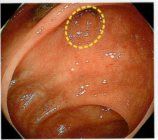

図15　大腸憩室内腺腫

憩室内に上皮性腫瘍の一部（黄色破線）が入り込んでいる．

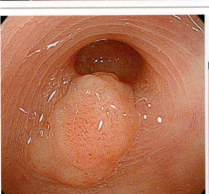
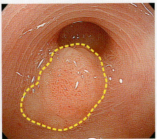

図16　大腸憩室内腺腫

図15と同一症例．拡大観察で腺腫相当の病変（黄色破線）と考えられ，境界は明瞭である．

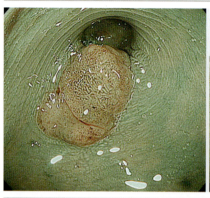
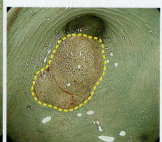

図17　大腸憩室内腺腫　図15と同一症例．NBI弱拡大観察では病変部（黄色破線）がより明瞭となる．

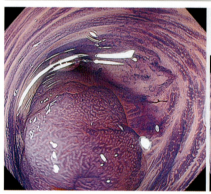
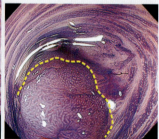

図18　大腸憩室内腺腫　図15と同一症例．クリスタルバイオレット染色による拡大観察でも病変部の境界（黄色破線）は明瞭になる．

a. 大腸憩室

- 大腸憩室のほとんどは仮性憩室である．
- 若年者では右側結腸に多く憩室を認めるが，加齢に伴い憩室数が増加し，左側結腸の憩室頻度も増加する．
- 出血や炎症，穿孔といった合併症を起こしやすい．

内視鏡所見

- 円形，長円形の開口部を呈する．糞便がつまっていることもある．
- 内視鏡ではひだの間にスリット状に見えることも多く，特に右側結腸では丁寧にひだをめくらないと見落とすこともある．
- 注腸X線に比べて内視鏡観察では診断精度が落ちる．
- 憩室出血では，憩室内の血液貯留とそこからの血液の浸出がある．
- 憩室炎では，憩室および周囲粘膜の発赤を認める．

b. 憩室反転

- 憩室が反転して内腔へ突出したもの．
- 隆起周囲に同心円状（玉ねぎ状）に輪状のしわを認めることが多い．
- 穿孔を生じうるので，安易にホットバイオプシーなどを行わないようにする．

② S状結腸軸捻転

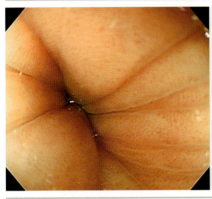 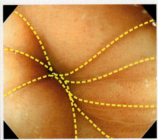

図1 結腸軸捻転　中心に向かって腸管のひだが捻じられるように収束している（黄色破線）．

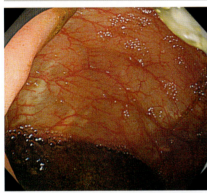 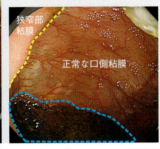

図2 結腸軸捻転　狭小化した部分を超えると，広く拡張した腸管と便塊（青色破線）が認められる．拡張した粘膜の血管透見は保たれており，虚血所見は認めない．

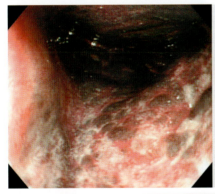 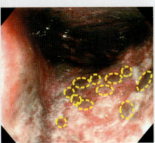

図3 結腸軸捻転　拡張した粘膜には粘膜全体に散在するうっ血や粘膜下血腫（黄色破線）といった虚血を示唆する所見がある．このような場合には手術を考慮する．

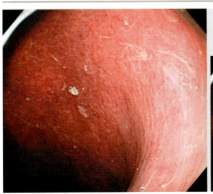 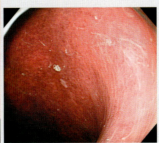

図4 結腸軸捻転　図3と同一症例．拡張した粘膜には全体に及ぶうっ血を認める．このような場合には手術を考慮する．

- S状結腸が，腸間膜の長軸方向に捻じれた状態である．
- S状結腸は，腸間膜との係蹄が緩んでおり，固定点も接近しているため好発部位とされる．
- 70歳以上の高齢者に多く，男女比が4：1といわれる．
- 誘因としてS状結腸過長症，長期臥床，慢性便秘などがあげられる．
- 非観血的治療として内視鏡による整復が行われるが，その際に粘膜面を確認することが手術適応有無の判断の参考となる．
- 粘膜の色調が暗赤色や黒色の場合には壊死を考え手術を考慮する．

3. 疾患からみた内視鏡所見／3）その他の大腸疾患

③粘膜下血腫

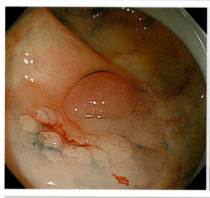
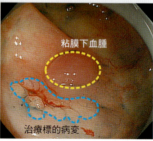

図1 粘膜下血腫

粘膜切除術を目的に，局注を行ったところ浅い層に注入してしまい，赤褐色の血腫（黄色破線）が形成されている．

- 消化管の粘膜下血腫は外傷によって生じる．
- 内視鏡検査中の医原性の外傷によるものが多い．

④直腸異物

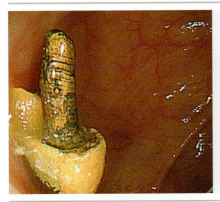
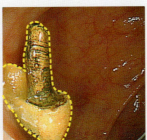

図1 直腸異物　大腸内にねじ山と頭部がついた異物(黄色破線)が認められる.

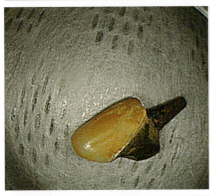
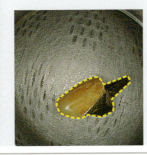

図2 直腸異物　図1と同一症例.ねじ山のついた義歯(黄色破線)であったことが確認された.

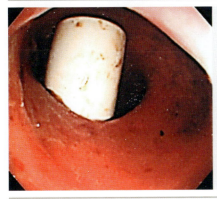
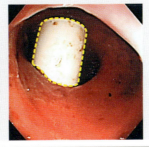

図3 直腸異物　直腸Rs部にはまっている,プラスチック製の異物(黄色破線)が認められる.

3. 疾患からみた内視鏡所見／3) その他の大腸疾患

⑤ 大腸偽メラノーシス

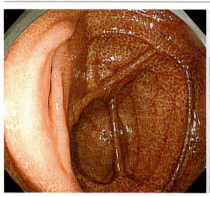
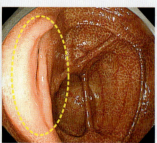

図1 偽メラノーシス

大腸粘膜に高度のメラニン様物質沈着（黄色破線）を認めるが，回盲弁の小腸粘膜には色素が沈着しない．

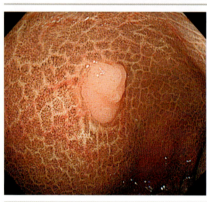
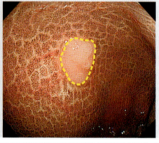

図2 偽メラノーシス

上皮性腫瘍はメラニン様色素が沈着しないため，病変（黄色破線）は相対的に明瞭に認識される．

- 大腸偽メラノーシス pseudomelanosis coli は大腸粘膜固有層にメラニン様色素が沈着（組織球による貪食）し，粘膜が淡褐～灰黒色を呈する．
- 色素沈着は，肉眼的にはびまん性である．
- アントラキノン系の下剤の長期連用者にみられる．
- 一般的に色素沈着は直腸に最も強く，口側にいくにつれて薄くなる．
- 色素沈着が大腸全体に認められるときでも，回腸では認められない．回盲弁できれいに境界されている．
- 色素沈着はリポフスチンによって生じるとされる．
- 臨床的に問題になるような症状を呈さない．

内視鏡所見
- びまん性の色素沈着にみえるが，近接観察すると魚鱗様あるいは豹柄様の小区画に区切られている．
- 粘膜の高低変化はない．
- 生検で粘膜固有層の組織球中にメラニン様色素を証明すれば診断は確定する．
- 色素貪食組織球の密度が高いほど，粘膜の着色が濃い．

⑥子宮内膜症

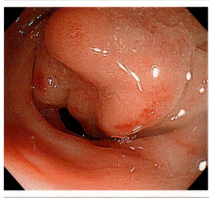
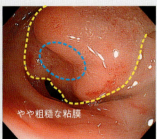

図1 子宮内膜症　境界不明瞭な粘膜下腫瘍様の腫瘤が腸管内腔を占めている（黄色破線）．粘膜表面は浮腫状で一部に発赤を伴い（青色破線），一部粗糙粘膜を認めるものの，明らかな表面への露出は認められない．

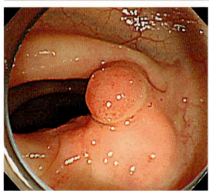
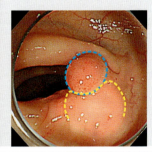

図2 子宮内膜症　粘膜下腫瘍様隆起（黄色破線）の上に一見上皮性腫瘍を疑わせる発赤隆起（青色破線）が認められる．

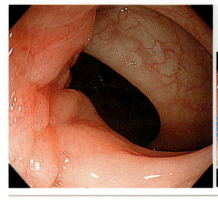
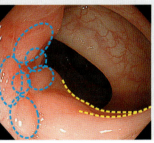

図3 子宮内膜症　周囲にひだ集中（黄色破線）を伴い，中心に顆粒状の隆起（青色破線）が集簇している．表面に拡張した血管は目立つものの明らかな構造異形は認めない．

- 子宮内膜症endometriosisは子宮内膜が異所性に存在する状態である．主として子宮傍臓器に生ずるが，まれながら大腸にもある．
- 直腸・S状結腸に多く，30～40歳代の女性にみられる．
- 月経周期により所見が異なるため，時期を変えて検査する．
- 出産可能世代の，特に子供を産まない，または少子の女性に多い．
- 症状：月経前の腹痛，月経中の血便を認める．無症状のことも少なくない．
- 内視鏡的に認め難いことが多い．観察できるものは境界不鮮明な，粘膜下隆起（大きさはさまざま）として認められる．

- 内視鏡所見は異所性腺管の存在部位，大きさによる．
  - 通常，異所性腸管は腸壁深部にみられ，小さく，表面の所見はない．
  - 表在性である程度以上の量を有するときは正常上皮に被われた不整形の隆起である．低頻度かつ特徴に乏しいので除外診断できる．
  - まれにポリープ，潰瘍型腫瘍のことがある．
- 生検診断はむずかしい（正常粘膜のみが採取されることが多い）．
- 良性疾患であるが，狭窄症状の強い例，確定診断のつかない例は局所切除の適応である．

3. 疾患からみた内視鏡所見／3）その他の大腸疾患

⑦ Schönlein-Henoch 紫斑病

- 全身の小血管の広範な急性炎症性変化である．
- 幼児から成人にまで認められるが，3〜11歳の間にピークがある．
- 症状は紫斑，関節痛，腹痛，血便，血尿など多彩である．
- いろいろな形（点状，線状，馬蹄状）のびらん，出血斑，色素斑，出血性びらん，粘膜下出血，粘膜の浮腫，潰瘍などが多発する．

3. 疾患からみた内視鏡所見／3）その他の大腸疾患

⑧肛門乳頭腫大（肛門ポリープ）

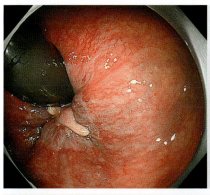
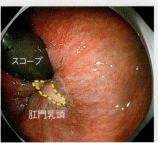

図1 肛門乳頭腫大（肛門ポリープ）

直腸でのスコープ反転により，白色平滑な乳頭の腫大（黄色破線）を認める．

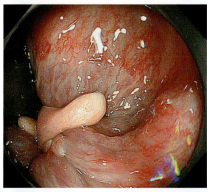
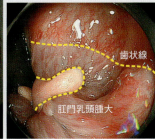

図2 肛門乳頭腫大（肛門ポリープ）

図1と同一症例．近接にて白色の長さが延長した隆起を歯状線より肛側に認める．

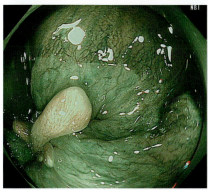
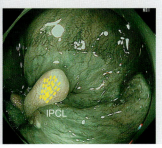

図3 肛門乳頭腫大（肛門ポリープ）

図1と同一症例のNBI弱拡大像．近接で光沢のある表面に規則的に並ぶ上皮乳頭内ループ状毛細血管（IPCL）（黄色破線）を認める．

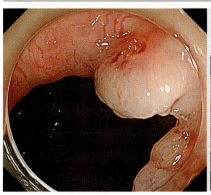
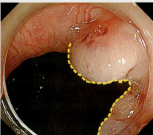

図4 尖圭コンジローマ

通常の乳頭腫大より，みずみずしく柔らかく形が多様（黄色破線）である．

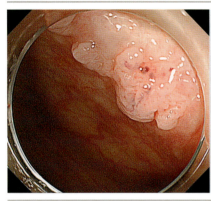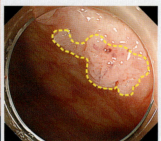

図5　尖圭コンジローマ　鶏冠様隆起（黄色破線）を伴い，IPCLの走行は乱れている．

- 反復する陰窩腺炎に付随する変化である．
- 肛門乳頭の腫大によるものである．
- 光沢のある白色調平滑な隆起で，歯状線に基部を持つ．
- 内痔核を合併することもある．
- 内肛門ではヒトパピローマウイルスによる尖圭コンジローマ感染もみられることがある．

3. 疾患からみた内視鏡所見／3）その他の大腸疾患

⑨再発癌

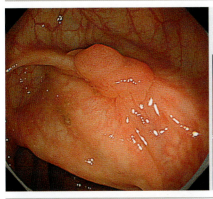
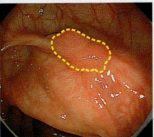

図1　局所再発

治癒期の潰瘍瘢痕面に扁平な隆起性腫瘤（黄色破線）として認められる．内視鏡的粘膜切除術（EMR）後の遺残再発病変（早期大腸癌）である．

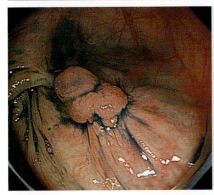
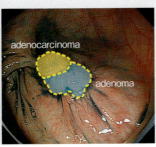

図2　局所再発

図1と同一症例．インジゴカルミン散布像にて，隆起は二つの結節が癒合したもの（黄色破線）として認められる．

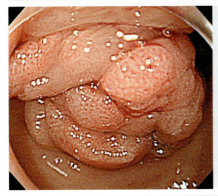
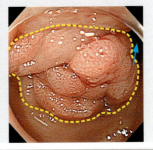

図3　局所再発

大腸内腔を隆起性病変（黄色破線）が占めており，口側との交通はわずか（→）となっている．隆起の表面は目立った腺管構造の異常はない．

3. 疾患からみた内視鏡所見／3）その他の大腸疾患

⑩他臓器よりの浸潤癌

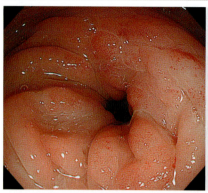

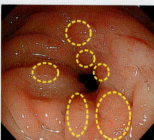

図1　他臓器よりの浸潤癌

胃癌腹膜播種により，大腸内腔が狭窄している．発赤や浮腫状粘膜（黄色破線）は認めるものの，粘膜面に明らかな腫瘍成分の露出がない．

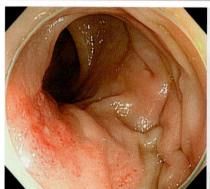

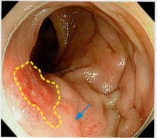

図2　他臓器よりの浸潤癌

直腸への扁平上皮癌（黄色破線）の浸潤を認める．周囲に反応性の発赤およびやや腫大した粘膜（→）を認める．中心部分は表面は不整で粗糙となっている．

3. 疾患からみた内視鏡所見／3）その他の大腸疾患

⑪痔核

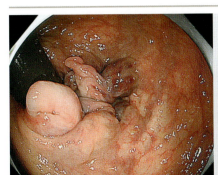
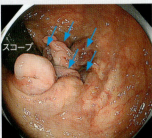

図1　内痔核（遠景）　　肛門部に拡張した粘膜下の静脈（→）を認める.

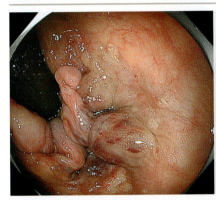
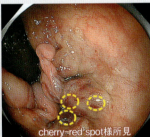

図2　内痔核（近景）　　静脈拡張，うっ血による静脈瘤におけるcherry-red spot様所見（黄色破線）を伴っている.

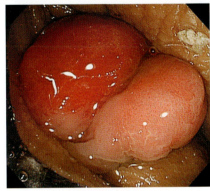
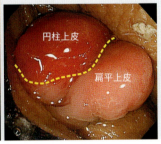

図3　肛門脱　　脱出した扁平上皮と円柱上皮よりなる粘膜を認める.

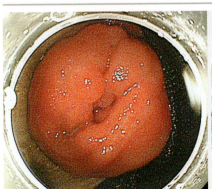
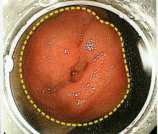

図4　肛門脱　　脱出した大腸粘膜（黄色破線）を全周に認める.

- 痔核hemorrhoidは静脈叢の静脈瘤様変化を指す．
- 歯状線を境に上方のものを内痔核，下方のものを外痔核と呼ぶ．
- 臨床的病期分類としてGoligherの4分類法を用いる．
  - 1度　排便時に静脈うっ血，肛門管内にわずかに突出
  - 2度　排便時脱出，自然還納
  - 3度　易肛門外脱出，用手還納
  - 4度　完全な還納は不能（外痔核の合併）

IV

知っておきたい基礎知識

Ⅳ. 知っておきたい基礎知識

a. 大腸ポリープ肉眼分類

- 0型：表在型，1型：腫瘤型，2型：潰瘍限局型，3型：潰瘍浸潤型，4型：びまん浸潤型，5型：分類不能

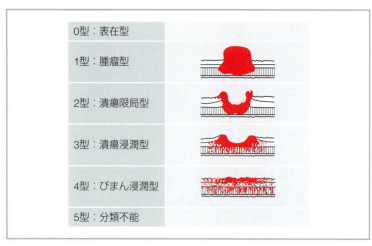

図1　形態的分類

- 0型は早期癌（Tis（粘膜内癌），T1癌（粘膜下層癌））と推定されるものを指す．その細分類は以下のごとくである．

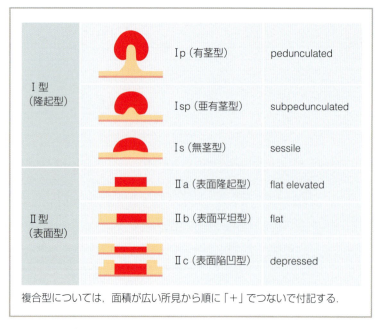

図2　0型の細分類

- LST（laterally spreading tumor）は発育型を示す用語であり，10mm以上の側方発育型腫瘍に用いる．肉眼型分類には含まれない．

b. pit pattern分類

- 1994年にKudoらにより，大腸正常粘膜もしくは腫瘍にみられる腺管開口部，いわゆるpitの形態を観察し，その形態の違いが腫瘍の腺窩(crypt)の形態の違いを反映しており，拡大観察によりpitを観察することで腫瘍の悪性転化の状況を評価できるとの考え方が示された[1]．
- その後，ピオクタニン染色後に腫瘍のpitを拡大観察し，pitの形態の違いをⅠ～Ⅴまでに分類したものがpit pattern[2]である(工藤分類，図3)．
- この分類においては，TypeⅠ(Ⅰ型)は類円形構造を指し，TypeⅡ(Ⅱ型)は星芒状・乳頭状構造を指す．TypeⅠとⅡは非腫瘍性上皮組織であり，組織学的には正常大腸粘膜，炎症性変化および過形成性ポリープに相当する．TypeⅢL(ⅢL型)は大きな管状構造で腺腫(管状腺腫)を，TypeⅢs(Ⅲs型)は小さな類円形(Ⅰ型やⅡ型よりも小さい)構造で腺腫(管状腺腫)を，TypeⅣ(Ⅳ型)は樹枝状もしくは脳回状構造で腺腫(管状絨毛腺腫)を示唆する所見とされる．
- TypeⅤ(Ⅴ型)は文献上ではpit構造の消失と記載されていたが，それ以外にも，配列の乱れ，大小不同，規則性のない分枝，辺縁不整などを含む広い定義となっていたため，2004年の「箱根シンポジウム」において，腺腫と癌を分類するためのirregular Ⅴ型(ⅤI型)と明らかな粘膜下層高度浸潤癌(1,000μm以深)を示唆する所見としてnon-structure Ⅴ型(ⅤN型)に細分化され，全部で7型に分類された(工藤・鶴田分類)．
- ⅤI型でも，粘膜下層高度浸潤癌を強く示唆する所見である．pitの内腔狭小，辺縁不整，輪郭不明瞭，stromal areaの染色性低下，scratch signを呈する場合にはⅥ高度不整と付記する．
- この拡大観察による診断を臨床に反映させるため，拡大内視鏡による臨床分類(invasive/non-invasive pattern，図4)が提唱され，用いられている[3]．
- Ⅰ型とⅡ型はnon-neoplastic patternに，ⅢL型，ⅢS型，Ⅳ型および領域性のないⅥ型はnon-invasive patternに，ⅤN型はinvasive patternに分類され，invasive patternの症例は内視鏡的切除対象外症例と判断する．ちなみに，領域性を持つと定義されるのは，平坦・陥凹型腫瘍では3mm以上，隆起型腫瘍では6mm以上の領域を持つ場合とされる．

c. NBI分類

- 狭帯域光観察(narrow band imaging：NBI)は，血液中のヘモグロビンに吸収されやすい狭帯域化された2つの波長の光を照射することにより，粘膜表層の毛細血管および粘膜微細模様を強調して観察することができる．
- 実際の操作としては，内視鏡操作部にあるボタンを一度押すとフィルターにより，粘膜表層の毛細血管観察用に青色の狭帯域光(390～445nmでピークが415nm)，そして深部の太い血管観察と粘膜表層の毛細血管とのコントラストを強調するために緑色の狭帯域光(530～550nmでピークが540nm)が粘膜面に照射される．

Ⅳ. 知っておきたい基礎知識

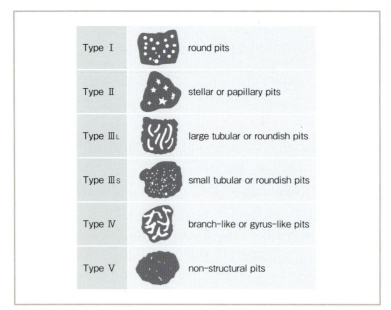

図3 工藤分類におけるpit pattern
（文献2より引用）

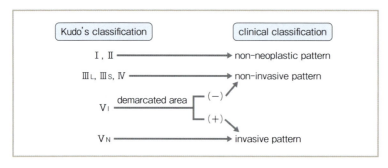

図4 拡大内視鏡による臨床分類
（文献3より引用）

- 現段階での病変の質的診断に用いられ，微細血管模様と表面微細模様を分類する際に用いられる．当初は微細血管模様に基づき質的診断を行う佐野分類および昭和大学分類と，微細血管模様および表面微細模様を加味して質的診断を行う広島分類および慈恵分類が提唱され，現在では拡大内視鏡の普及していない欧米で用いられるNICE分類（**表1**）[4]と，本邦における統一NBI分類とされるJNET分類（**表2**）[5]での評価が行われている．

文献

1) Kudo S, et al：Colorectal tumours and pit pattern. J Clin Pathol, 47：880-885, 1994
2) Kudo S, et al：Diagnosis of colorectal tumorous lesions by magnifying endoscopy. Gastrointest Endosc, 44：8-14, 1996
3) Matsuda T, et al：Efficacy of the invasive/non-invasive pattern by magnifying chromoendoscopy to estimate the depth of invasion of early colorectal neoplasms. Am J Gastroenterol, 103：2700-2706, 2008
4) Hewett DG, et al：Validation of a simple classification system for endoscopic diagnosis of small colorectal polyps using narrow-band imaging. Gastroenterology, 143：599-607 e1, 2012
5) Sano Y, et al：Narrow-band imaging(NBI) magnifying endoscopic classification of colorectal tumors proposed by the Japan NBI Expert Team. Dig Endosc, 28：526-533, 2016

表1 NICE分類

	Type 1	Type 2	Type 3
色	背景粘膜と同色調もしくはそれよりも明るい色調	背景粘膜と比較して茶色(脈管からくる色)	背景粘膜と比較して茶色から茶褐色で斑状に白色領域を認める
脈管	病変全体で脈管が存在しないかレースのような脈管のみ	白色構造を取り囲むように茶色の脈管が存在する	脈管が途絶もしくは消失した領域を持つ
表面のパターン	茶色もしくは白色の均一な形をした点もしくはパターンがまんべんなく消失している	茶色の脈管に取り囲まれた卵円形,管状もしくは分枝状の白色構造	無構造もしくは表面構造の消失
可能性の高い病理組織	過形成もしくはSSP	腺腫	粘膜下層深部に浸潤した癌
内視鏡画像			

(文献5を参考に作成)

表2 JAPAN NBI EXPERT TEAM(JNET)分類

	Type 1	Type 2A	Type 2B	Type 3
脈管形態	観察できない	脈管径および分布が均一(網目様/らせん状)	脈管径および分布が不規則	目の粗い脈管,太い脈管の途絶
表面構造	褐色もしくは白色の規則的な点,周辺正常粘膜と類似した構造	規則的(管状,分枝状,乳頭状)	不規則もしくは不明瞭	無構造領域を持つ
可能性の高い病理組織	過形成もしくはSSP	低異形度粘膜内新生物	高異形度粘膜内新生物/粘膜下層浅部に浸潤した癌	粘膜下層深部に浸潤した癌
内視鏡画像				

(文献5を参考に作成)

索引

数字

0型大腸ポリープ　176
1型進行癌　64
1型大腸ポリープ　176
2型進行癌　64, 65
2型大腸ポリープ　176
3型大腸ポリープ　176
4型大腸ポリープ　176
5型大腸ポリープ　176
Ⅰp（腺腫）　57
Ⅰp（有茎型）　176
Ⅰs（腺腫）　53
Ⅰs（早期癌）　55
Ⅰs（無茎型）　176
Ⅰsp（亜有茎型）　176
Ⅰsp（腺腫）　55
Ⅱa（腺腫）　58
Ⅱa（腺腫内癌）　58
Ⅱa（早期癌）　59
Ⅱa（表面隆起型）　176
Ⅱa＋Ⅰs（早期癌）　59
Ⅱa＋Ⅱc（早期癌）　62
Ⅱa-depression, pseudode-
　pression　56
Ⅱb（表面平坦型）　176
Ⅱc　56
Ⅱc（腺腫）　61
Ⅱc（早期癌）　60
Ⅱc（表面陥凹型）　176

欧文

A

acute hemorrhagic colitis
　（AHC）　136
acute hemorrhagic rectal
　ulcer（AHRU）　154
adenoma detection rate
　（ADR）　38
adult T-cell leukemia（ATL）
　85
AGA　39
angioectasia　30, 50, 51, 54
APC遺伝子　19
ASGE 2014　39

B

Behçet潰瘍　126
　――の内視鏡所見　127
Behçet病　92, 133
　――の診断基準　126
blue rubber bleb nevus syn-
　drome　31

C

cap polyposis　72
c-kit遺伝子　20
CMV感染症　118, 148

CMV大腸炎　147
CMV腸炎　27
cobblestone像　102, 103
colitic cancer　120, 121
colitis cystica profunda（CCP）
　151
collageneous colitis　157
Cowden病　75
Crohn's disease（CD）　93
Crohn's Disease Activity
　Index（CDAI）　98
Cronkheit-Canada症候群　17,
　54, 72
　――のポリープ　54
cushion sign　21

D

de novo型癌　56
Dieulafoy型潰瘍　154
diffuse large B-cell lymphoma
　（DLBCL）　14, 83
dimethyl sulfoxide（DMSO）
　28
discrete ulcer　89
drug associated colitis　136
dysplasia　125

E

ECCO 2013　39
E. coli O-157　141

ectopic crypt formation(ECF)　68
EMR　6, 42
endometriosis　167
Entamoeba histolytica　145
enteric tuberculosis　150
enterohemorrhagic *E. coli*（EHEC）　141, 142
enteroinvasive *E. coli*（EIEC）　142
enteropathogenic *E. coli*（EPEC）　142
enterotoxigenic *E. coli*（ETEC）　142

F

familial adenomatous polyposis(FAP)　19, 71
follicular lymphoma　14

G

gastrointestinal mesenchymal tumor(GIMT)　77
gastrointestinal stromal tumor(GIST)　20, 76, 77
Giardia lambria　146
graft-versus host disease(GVHD)　32, 156, 157
gutter ulcer　112

H

hemangioma　79
hemorrhoid　174
Hodgkin病　83
Houston弁　3, 47
hyperplasia polyp(HP)　68
hyperplastic polyposis　74

I

inflammatory bowel disease　86
inflammatory cap polyps　72
inflammatory polyposis(IP)　91
inflammatory ulcer　89
invasive/non-invasive pattern　177
ischemic colitis(IC)　129

K

Kerckringひだ　2, 11

L

laterally spreading tumor(LST)　13, 176
　――-NG類似　72
lipoma　79
lymphangioma　79

M

malignant lymphoma of mucosa-associated lymphoid tissue(MALToma)　83
MALTリンパ腫　15, 83
Marstonの分類　130
Mayo score　108
mesenteric panniculitis　157
methicillin-resistant *Staphylococcus aureus*(MRSA)　145
　――腸炎　137, 145
microscopic colitis　157
mucosal healing　38
mucosal prolapse syndrome(MPS)　72, 151
multiple lymphomatous polyposis(MLP)　15
Mycobacterium tuberculosis　150

N

naked fat sign　21
narrow band imaging(NBI)　54, 177
　――分類　177
neuroendocrine tumor(NET G1, G2)　80
non-Hodgkinリンパ腫　83
non-polypoid growth(NPG)　56
NSAIDs起因性腸炎　26, 137

O

obscure gastrointestinal bleeding(OGIB)　7

P

Peutz-Jeghers症候群　18, 73
Peutz-Jeghersポリープ　54
Peyer's patch　11
pit pattern分類　177

pneumatosis cystoides intestinalis(PCI)　79, 103
portal hypertensive enteropathy(PHE)　31
pseudomelanosis coli　166
pseudomembranous colitis（PMC）　136
pseudopolyposis　102
punched out ulcer　25

R

rectal tonsil　79

S

Schistosoma japonicum　146
Schistosoma mansoni　146
Schönlein-Henoch紫斑病　168

SD junction　3
serrated adenoma(SA)　68
serrated polyposis　74
sessile serrated adenoma/polyp(SSA/P)　68, 69
SM癌　56
solitary ulcer of the rectum　151
spasm　49
STK11(*LKB1*)遺伝子　18
Strongyloides stercoralis　145
submucosal tumor(SMT)　76

T

^{99m}Tcヒト血清アルブミンシンチグラフィ検査　34
T cell lymphoma　15
teniae　3, 45

traditional serrated adenoma　68
Treitz靱帯　2
tubular adenoma　68
tubulo-villous adenoma　68

U

ulcerative colitis(UC)　88, 107

V

villous adenoma　68
von Recklinghausen病　77

W

withdrawal time　38

和文

あ

α_1アンチトリプシン漏出試験　34
悪性黒色腫　52, 54
悪性リンパ腫　14, 54, 82
　──, 潰瘍型　82, 83
　──, びまん型　83, 84
　──, 隆起型　82, 84
アニサキス症　147
アフタ　90, 99
アミロイドーシス　28, 133, 134
アメーバ赤痢　144, 145
アルゴンプラズマ凝固法　6

い

萎縮型治癒　115, 116
移植片対宿主病　32
異所性腺窩　68

う

打ち抜き潰瘍　25, 118

え

S状結腸　3, 48
　──下行結腸移行部　3
　──軸捻転　163
エルシニア腸炎　143, 144
炎症　112
　──性憩室・狭窄　114
　──性疾患　38

　──性腸疾患　86
　──性ポリープ　52, 114, 116, 117
　──性ポリポーシス　71, 75, 91, 92, 116

お

横行結腸　3, 46, 47
オーバーチューブ　8

か

回腸　2
海綿状血管腫　54
回盲弁　4
　──, 口唇型　44
　──, 乳頭型　44
潰瘍　90, 101, 112
　──限局型(2型)癌　64
　──限局型大腸ポリープ　176
　──浸潤型(3型)癌　64
　──浸潤型大腸ポリープ　176
　──性大腸炎　87, 88, 91, 107
　── ──合併早期直腸癌　123, 124, 125
　── ──合併大腸癌　120, 121, 122, 123
　── ──の診断の手順　108
　── ──の内視鏡所見　110
　── ──の臨床的な活動性の評価　111
　──瘢痕　92, 105

拡大内視鏡所見　54
拡大内視鏡による臨床分類　177, 178
過形成性ポリープ　52, 54, 67, 68
下行結腸　3, 47
過誤腫性ポリープ　52
過誤腫性ポリポーシス　18
下唇　4
家族性大腸腺腫症　71
　──の小腸腺腫　19
カプセル内視鏡　6, 10
下部直腸　3
カルチノイド　22, 54, 80
管状絨毛腺腫　68
管状腺腫　68
感染性腸炎　141
カンピロバクター腸炎　88, 140, 141
間葉系腫瘍　20
肝彎曲部　46

き

偽憩室　104
奇形腫　52
偽膜性大腸炎　88, 135, 136
偽メラノーシス　166
急性出血性大腸炎　136
急性出血性直腸潰瘍　154
急性腸炎　92
狭窄(回盲弁)　104
狭帯域光観察　177
虚血性小腸炎　29, 129
虚血性大腸炎　90, 129, 131
鋸歯状腺腫　68, 68

索　引

く

空腸　2
工藤分類におけるpit pattern
　　178
クローン病　23, 87, 88, 91, 93
　　――活動性分類　98
　　――の診断的アプローチ　96
　　――の診断の基準　95

け

憩室　158
　　――出血　159, 160
　　――内腺腫　161, 162
　　――反転　160, 161, 162
結核菌　150
血管拡張症　30, 54
血管腫　54, 78, 79
血管透見像　50, 113
結腸軸捻転　163
結腸ひも　3, 45
原発性悪性リンパ腫　83
原発性蛋白漏出性小腸症　34
顕微鏡的大腸炎　157

こ

抗癌剤による腸炎　138
広基性(無茎性)SM癌　56
膠原線維性腸炎　157
膠原病　132
好酸球性胃腸炎　157
肛門　3, 51
　　――管　3
　　――脱　173

　　――乳頭腫大(肛門ポリープ)
　　　　169
　　――部　50

さ

細菌性赤痢　141
サイトメガロウイルス　27, 118
　　――感染症　118, 148
　　――大腸炎　147
　　――腸炎　27
再発癌　171
サルモネラ感染症　141

し

痔核　54, 173, 174
敷石像　24, 103
子宮内膜症　167
脂肪腫　21, 54, 78, 79
若年性ポリープ　54, 70
若年性ポリポーシス　71
住血吸虫症　146
縦走潰瘍　23, 90, 101, 112, 118
　　――,　終末回腸部　100
　　――瘢痕(終末回腸部)　103
　　――+cobblestone像　102
十二指腸　2
　　――炎　105
終末回腸　3
　　――部　44, 45
絨毛　12
　　――上皮　2
　　――腺腫　68
出血性大腸菌　142
腫瘤型大腸ポリープ　176
腫瘍性疾患　38

腫瘍の形態分類(肉眼的分類)
　　64
腫瘤型(1型)癌　64
小潰瘍　99
　　――,　横行結腸　100
　　――,　終末回腸部　99
消化管間葉系腫瘍　77
消化管狭窄　23
消化管出血　7
上行結腸　3, 46
上唇　4
小腸　2
　　――癌　13
上腸間膜動脈閉塞症　129
小腸クローン病　97
小腸リンパ管腫　35
上部直腸　3
静脈硬化症　129
静脈硬化性大腸炎　132
静脈瘤　31, 54
食道潰瘍　106
シングルバルーン内視鏡　9
　　――検査　6
神経性腫瘍　77
神経内分泌腫瘍　22, 80
進行癌　64
深在性囊胞性大腸炎　151
新生物　52

す

スライディングチューブ　9

せ

赤痢　88
　　――アメーバ　145

索引

尖圭コンジローマ 169, 170
腺腫 53, 68

そ

側方発育型腫瘍 13
組織侵入性大腸菌 142

た

大腸 3
　──アニサキス症 146
　──炎に合併する癌 120
　──癌 53
　──偽メラノーシス 166
　──クローン病 97
　──憩室 158, 162
　── ──, 多発型 158
　── ──, 単発型 158
　── ──炎, 急性期 158
　── ──炎, 治癒期 159
　──腫瘍の分類 52
　──内視鏡検査 38, 86
　── ──の偶発症と対策 41
　──の検査法 40
　──の正常像 43
　──ポリープ 67
　── ──0型の細分類 176
　── ──形態的分類 176
　── ──肉眼分類 176
竹の節状隆起 106
他臓器よりの浸潤癌 172
多発丸石 103
ダブルバルーン内視鏡 8
　──検査 6
単純性潰瘍 25, 87, 126

ち

地図状潰瘍 118
虫垂開口部 43
治癒過程期 115
腸炎 89
　──ビブリオ腸炎 143, 143
腸管悪性リンパ腫 83
腸管型Behçet病 87
腸管出血性大腸菌 141
　──腸炎 141
腸管嚢胞状気腫症 78, 79
腸管病原性大腸菌 142
腸間膜脂肪織炎 157
腸間膜静脈硬化症 133
腸間膜動脈血栓症 129
腸管攣縮 49
腸結核 92, 149, 150
　──の内視鏡所見 150
直腸 3, 47, 48, 49
　──異物 165
　──S状部 3
　──潰瘍 153
　──孤立性潰瘍 151
　──横ひだ 3

て

転移性小腸腫瘍 16

と

糖尿病 133
毒素原性大腸菌 142
　──の内視鏡所見 127
蛋白漏出性小腸症 34

な

内痔核 173
内視鏡的粘膜切除術 6, 42

に

日本住血吸虫 146
尿毒症性大腸炎 133

ね

粘膜下血腫 164
粘膜下腫瘍 54, 76
　──様 56
粘膜脱症候群 72, 90, 151, 152
粘膜治癒 38

は

パイエル板 11, 12
バルーン拡張術 6
バルーン内視鏡 6
半月ひだ 47
瘢痕 23, 91

ひ

非遺伝性消化管ポリポーシス 17
非新生物 52
ヒストアクリル局注 31
左結腸 47
非特異性多発性小腸潰瘍(症) 87, 97
びまん浸潤型大腸ポリープ 176

び

びまん性大細胞型B細胞リンパ腫　83
病原性大腸菌腸炎　142
びらん　90

ふ

吻合部　51
糞線虫症　145
分類不能，大腸ポリープ　176

へ

平滑筋性腫瘍　77
平坦状形態　72

ほ

放射線障害による腸炎　155
ポリープ　67
ポリポーシス　71

ま

マンソン住血吸虫　146

み

右結腸　45

む

無茎性鋸歯状腺腫/ポリープ　68

め

メチシリン耐性黄色ブドウ球菌　145
メッケル憩室　33
免疫チェックポイント阻害薬　138
　——による大腸炎　138

も

盲腸　4, 43
門脈圧亢進症性小腸症　31

や

薬剤起因性大腸炎　135, 136

ゆ

有茎性SM癌　56

ら

ランブル鞭毛虫　146
　——症　146

り

良性リンパ腫　54
良性リンパ濾胞性ポリープ　79
輪状潰瘍　26, 90, 91
輪状ひだ　2, 11
リンパ管腫　35, 78, 79
リンパ濾胞　11, 12

る

類円形潰瘍　118

ろ

瘻孔　104
　——, S状結腸　105
　——, 肛門　104
濾胞性リンパ腫　83

検印省略

消化管内視鏡診断テキストⅡ

定価（本体 7,500円＋税）

1984年 5月24日	第1版	第1刷発行
1998年 4月11日	第2版	第1刷発行
2005年 9月25日	第3版	第1刷発行
2018年 4月13日	第4版	第1刷発行

監修者　小池 和彦（こいけ かずひこ）
発行者　浅井 麻紀
発行所　株式会社 文光堂
　　　　〒113-0033　東京都文京区本郷7-2-7
　　　　TEL （03）3813-5478（営業）
　　　　　　（03）3813-5411（編集）

© 小池和彦, 2018　　　　　印刷・製本：公和図書

乱丁，落丁の際はお取り替えいたします．

ISBN978-4-8306-2102-4　　　　　　　Printed in Japan

・本書の複製権，翻訳権・翻案権，上映権，譲渡権，公衆送信権（送信可能化権を含む），二次的著作物の利用に関する原著作者の権利は，株式会社文光堂が保有します．
・本書を無断で複製する行為（コピー，スキャン，デジタルデータ化など）は，私的使用のための複製など著作権法上の限られた例外を除き禁じられています．大学，病院，企業などにおいて，業務上使用する目的で上記の行為を行うことは，使用範囲が内部に限られるものであっても私的使用には該当せず，違法です．また私的使用に該当する場合であっても，代行業者等の第三者に依頼して上記の行為を行うことは違法となります．

・JCOPY〈出版者著作権管理機構　委託出版物〉
本書を複製される場合は，そのつど事前に出版者著作権管理機構（電話 03-3513-6969，FAX 03-3513-6979，e-mail：info@jcopy.or.jp）の許諾を得てください．